内科常见病治疗与急诊处理

主编 牛 川 赵 佳 袁凤华 王玉荣

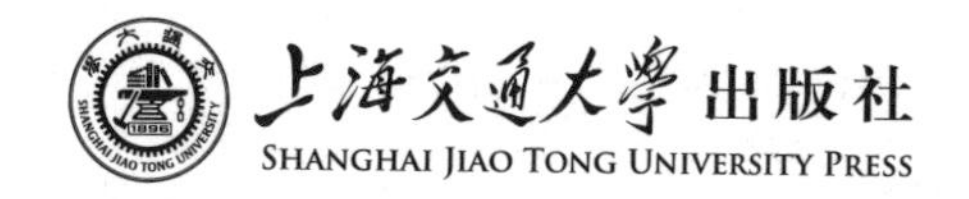

内容提要

本书内容涉及临床内科常见病与多发病的诊治，针对书中涉及的各种疾病给予了详细叙述。同时，在叙述内科常见疾病诊疗的基础上，还详细介绍了部分疾病的急诊处理，为内科医师对急性病症能够及时做出正确诊断和采取恰当的处理方法具有一定的指导意义。本书内容丰富，层次清晰，适合广大内科医师及其他临床医务人员参考使用。

图书在版编目（CIP）数据

内科常见病治疗与急诊处理 / 牛川等主编. --上海 ：上海交通大学出版社，2023.12

ISBN 978-7-313-29359-6

Ⅰ. ①内… Ⅱ. ①牛… Ⅲ. ①内科－常见病－诊疗②内科－急诊 Ⅳ. ①R5

中国国家版本馆CIP数据核字（2023）第169945号

内科常见病治疗与急诊处理

NEIKE CHANGJIANBING ZHILIAO YU JIZHEN CHULI

主　　编：牛　川　赵　佳　袁凤华　王玉荣
出版发行：上海交通大学出版社
地　　址：上海市番禺路951号
邮政编码：200030
电　　话：021-64071208
印　　制：广东虎彩云印刷有限公司
经　　销：全国新华书店
开　　本：710mm × 1000mm 1/16
印　　张：13
字　　数：226千字
插　　页：2
版　　次：2023年12月第1版
印　　次：2023年12月第1次印刷
书　　号：ISBN 978-7-313-29359-6
定　　价：198.00元

编委会

BIANWEIHUI

主　编

牛　川　赵　佳　袁凤华　王玉荣

副主编

吴莎莎　王　鑫　颜廷爽　布阿米娜·买吐松

编　委（按姓氏笔画排序）

王　鑫（山东省齐河县中医院）

王玉荣（山东省鲁北高新技术开发区人民医院）

牛　川（山东省千佛山医院）

布阿米娜·买吐松（新疆医科大学第一附属医院）

吴莎莎（山东省青岛市第八人民医院）

张　艳（河南省南阳市第三人民医院）

赵　佳（山东省聊城市退役军人医院）

袁凤华（山东省济宁市第二人民医院）

颜廷爽（山东省济南市章丘区人民医院）

Foreword 前言

内科在临床医学中占有极其重要的位置，不仅是临床医学的基础，而且与各科存在密切的联系，是临床医学各科的基础。随着现代科学的不断创新与研究，我们从实践中逐渐对内科疾病的病理生理有了更加深入的认识。医学科技伴随而来的是更多科学先进的诊疗设备与方法，我们将其逐步应用于临床，以帮助我们更好地服务于患者，帮助患者更好地摆脱疾病困扰。而内科重症患者病情危急且复杂多变，医务人员必须动态掌握患者病情变化，给予准确的救治方案，并根据患者的实际病情变化及时合理地调整救治方案。同时，随着人们生活水平的提高和知识化时代的到来，人们对于当前我国的医疗水平与医疗服务有了更高的期待和要求。

鉴于临床内科的飞速发展，为广大内科一线临床医务人员提供借鉴与帮助，进一步提高内科医务人员的临床诊疗水平，我们邀请多位具有丰富临床内科诊治经验的专家编写了《内科常见病治疗与急诊处理》一书。

本书内容涉及临床各系统常见内科疾病的诊治，包括急诊科、神经内科、心内科、消化内科、风湿免疫科和感染科的常见病。针对书中涉及的各种疾病均给予了详细叙述，包括病因、病理生理、临床表现、辅助检查、诊断与鉴别诊断、治疗方法、预防以及预后等。同时，本书在叙述内科常见疾病诊疗的基础上，还详细介绍了部分疾病的急诊处理，为内科医师对急性病症能够及时做出正确诊断和采取恰当的处理方法具有一定的指导意义。本书由编者在总结多年内科诊治经验基础上，通过参考诸多书籍资料编写而成，内容丰富，层次清晰，理论结合实践，为广大内科临床医务人员起到了一定的参考借鉴作用。

尽管在本书编撰过程中，编者做出了巨大的努力，对稿件进行了多次认真的修改，尽可能把内科学的最新研究呈现给读者；但由于编写经验不足，加之编写时间有限，书中如存在遗漏之处，敬请广大读者提出宝贵的建议，以期再版时修正完善。

《内科常见病治疗与急诊处理》编委会

2023 年 1 月

Contents 目录

第一章　急诊科常见病

第一节　中　　暑

中暑是在暑热天气、湿度大和无风的环境条件下，以体温调节中枢功能障碍、汗腺功能衰竭和水、电解质丧失过多而出现相关临床表现的疾病。重症中暑依其主要发病机制和临床表现不同常分为3型：①热痉挛；②热衰竭；③热射病。该3型可顺序发展，也可交叉重叠。热射病是一种致死性疾病，病死率较高(20%～70%)。

一、诊断要点

(一)临床表现特点

根据我国《职业性中暑诊断标准》(GB11508-89)，可将中暑分为先兆中暑、轻症中暑和重症中暑3级，其临床特点如下。

1.先兆中暑

在高温环境下工作一定时间后，出现头晕、头痛、口渴、多汗、全身疲乏、心悸、注意力不集中、动作不协调等症状。体温正常或略有升高。如及时将患者转移到阴凉通风处安静休息，补充水、盐，短时间内即可恢复。

2.轻症中暑

除上述症状加重外，体温至38 ℃以上，出现面色潮红、大量出汗、皮肤灼热等表现；或出现面色苍白、皮肤四肢湿冷、血压下降、脉搏增快等虚脱表现。如进行及时有效的处理，常常于数小时内恢复。

3.重症中暑

重症中暑包括热痉挛、热衰竭和热射病3型。

(1)热痉挛:常发生在高温环境中强体力劳动后。由于出汗过多,口渴,大量饮水而盐分补充不足以致血中氯化钠浓度显著下降,而引起四肢阵发性的强直性痉挛,最多见于下肢双侧腓肠肌,常伴有肌肉疼痛、腹绞痛及呃逆。体温大多正常。实验室检查有血钠和氯化物降低,尿肌酸增高。可为热射病的早期表现。

(2)热衰竭:常发生于老年人、儿童、慢性疾病患者及一时未能适应高温气候及环境者。严重热应激时,由于体液和体钠丢失过多引起循环血容量不足所致。患者先有头痛、头晕、恶心,继而有口渴、胸闷、脸色苍白、冷汗淋漓、脉搏细弱或缓慢、血压偏低。可有晕厥,并有手足抽搐。体温可轻度升高。重者出现周围循环衰竭。实验室检查有血细胞比容升高、高钠血症、轻度氮质血症和肝功能异常。热衰竭可以是热痉挛和热射病的中介过程,如不治疗可发展成为热射病。

(3)热射病:是一种致命性急症,典型表现为高热(>41 ℃)和意识障碍。根据发病时患者所处的状态和发病机制,临床上分为两种类型:劳力性和非劳力性(或典型性)热射病,前者主要是在高温环境下内源性产热过多;后者主要是在高温环境下体温调节功能障碍引起散热减少。①劳力性热射病:多在高温、湿度大和无风天气进行重体力劳动或剧烈体育运动时发病。患者多为平时健康的年轻人,在从事重体力劳动或剧烈运动数小时后发病,约50%的患者大量出汗,心率可达160~180次/分,脉压增大。可发生横纹肌溶解、急性肾衰竭、肝衰竭、弥散性血管内凝血或多器官功能障碍综合征,病死率较高。②非劳力性热射病:在高温环境下,多见于居住拥挤和通风不良的城市老年体弱居民。其他高危人群包括精神分裂症、帕金森病、慢性乙醇中毒及偏瘫或截瘫患者。表现为皮肤干热和发红,84%~100%的病例无汗,直肠温度常>41 ℃,最高可达46.5 ℃。病初表现行为异常或癫痫发作,继而出现谵妄、昏迷,严重者出现低血压、休克、心律失常、心力衰竭、肺水肿及脑水肿等。

(二)实验室检查

严重患者常出现肝、肾、胰和横纹肌损伤的实验室参数改变,应急诊行有关生化检查、凝血功能及血气分析,以尽早发现重要器官功能障碍证据。心电图检查有心律失常和心肌损害的表现。疑颅内病变时应行脑CT/MRI检查。

(三)诊断注意事项

中暑的诊断可根据在高温环境中劳动和生活时出现体温升高、肌肉痉挛和/或晕厥,并应排除其他疾病后方可诊断。炎热夏季,遇有高热伴昏迷者首先考虑中暑。此外,尚必须与其他疾病鉴别,如热射病必须与脑型疟疾、脑炎、脑膜

炎、有机磷农药中毒、中毒性肺炎、菌痢等鉴别，热衰竭应与消化道出血或宫外孕、低血糖等鉴别，热痉挛伴腹痛应与各种急腹症鉴别。

二、治疗要点

(一)先兆中暑与轻症中暑

应立即撤离高温环境，在阴凉处安静休息并补充清凉含盐饮料，即可恢复。疑有循环衰竭倾向时，可酌情给葡萄糖盐水静脉滴注。体温升高者及时行物理降温。

(二)热痉挛与热衰竭

患者应迅速转移到阴凉通风处休息或静卧。口服凉盐水、清凉含盐饮料。静脉补给生理盐水、葡萄糖溶液和氯化钾。一般患者经治疗后 30 分钟到数小时内即可恢复。

(三)热射病

须紧急抢救，降温速度决定预后。应在 30 分钟内使直肠温度降至 40 ℃以下。

1.体外降温

将患者转移到通风良好的低温环境，脱去衣服，按摩四肢皮肤，使皮肤血管扩张和加速血液循环，促进散热。对无循环虚脱的患者，迅速降温的金标准是冷水浸浴或冰水浸浴，将患者身体(除头部外)尽可能多地浸入 1.7～14.0 ℃冷水中，不停地搅动水，以保持皮肤表面有冷水，在头顶部周围放置用湿毛巾包裹的冰块。此法能在 20 分钟内将体温由 43.3 ℃降至 40.0 ℃以下。对循环虚脱的患者可用蒸发散热降温，如用 15 ℃冷水反复擦拭皮肤或同时应用电风扇或空气调节器。或在头部、腋窝、腹股沟处放置冰袋，并用电扇吹风，加速散热。农村无上述条件时可用井水或泉水擦洗，促进蒸发降温。体温降至 39 ℃时，停止降温。

2.体内降温

体外降温无效者，用冰盐水进行胃或直肠灌洗，也可用 20 ℃或 9 ℃无菌生理盐水进行血液透析或腹膜透析，或将自体血液体外冷却后回输体内降温。

3.药物降温

常用氯丙嗪。用法：将氯丙嗪 25～50 mg 稀释在 500 mL 葡萄糖盐水或生理盐水中静脉滴注 1～2 小时，病情紧急时可用氯丙嗪及异丙嗪各 25 mg 稀释于 5%葡萄糖溶液 100～200 mL 中，在 10～20 分钟静脉滴注完毕。如 1 小时内体温仍未下降可重复1次。有心血管病史慎用。

4.对症治疗

保持患者呼吸道通畅，并给予吸氧；烦躁不安或抽搐者，可用地西泮10 mg，或苯巴比妥钠每次0.1～0.2 g，肌内注射；纠正水、电解质与酸碱平衡失调；应用肾上腺皮质激素对高温引起机体的应激和组织反应，以及防治脑水肿、肺水肿均有一定的效果；应用B族维生素和维生素C，以及脑细胞代谢活化剂；防治心、肾、呼吸功能不全，防治感染等。

第二节　过敏性休克

过敏性休克是指某些抗原物质（特异性变应原）再次进入已经致敏的机体后，迅速发生的以急性循环衰竭为主的全身性免疫反应。过敏性休克是过敏性疾病中最严重的状况。

一、病因和发病机制

引起过敏性休克的抗原物质主要有以下几类。

（一）药物

主要涉及抗生素（如青霉素及其半合成制品）、麻醉药、解热镇痛消炎药、诊断性试剂（如碘化性X线造影剂）等。

（二）生物制品

异体蛋白，包括激素、酶、血液制品如清蛋白、丙种球蛋白等，异种血清、疫苗等。

（三）食物

某些异体蛋白含量高的食物，如蛋清、牛奶、虾、蟹等。

（四）其他

昆虫蜇咬、毒蛇咬伤、天然橡胶、乳胶等。

过敏性休克的发生是由于机体对于再次进入的抗原免疫反应过强所致，其发病的轻重缓急与抗原物质的进入量、进入途径及机体免疫反应能力有关。

二、病理生理

抗原初次进入机体时，刺激B淋巴细胞产生IgE抗体，结合于肥大细胞和嗜碱性粒细胞表面(致敏细胞)；当抗原再次进入机体时，迅速与体内已经存在于致敏细胞上的IgE结合并激活受体，使致敏细胞快速释放大量组织胺、5-羟色胺、激肽与缓激肽、白三烯、血小板活化因子等生物活性物质，导致全身毛细血管扩张、通透性增加，多器官充血水肿；同时，由于液体的大量渗出使有效循环血量急剧减少，回心血量减少导致心排量下降，血压骤降，迅速进入休克状态。

三、临床表现

大多数患者在接触变应原后30分钟，甚至几十秒内突然发病，可在极短时间内进入休克状态。表现为大汗、心悸、面色苍白、四肢湿冷、血压下降、脉细速等循环衰竭症状。多数患者在休克之前或同时出现一些过敏相关症状，如荨麻疹、红斑或瘙痒；眼痒、打喷嚏、鼻涕、声嘶等黏膜水肿症状，刺激性咳嗽、喉头水肿、哮喘和呼吸窘迫等呼吸道症状，恶心、呕吐、腹痛、腹泻等消化道症状，烦躁不安、头晕、抽搐等神经系统症状。严重者可死于呼吸、循环衰竭。

四、诊断

过敏性休克的诊断依据：有过敏史和变应原接触史；休克前或同时有过敏的特有表现；有休克的表现。当患者在做过敏试验、用药或注射生物制剂时突然出现过敏和休克表现时，应立即想到过敏性休克的发生。

五、治疗

一旦出现过敏性休克，应立即就地抢救。患者平卧、立即吸氧、建立静脉通路。

(一)立即脱离变应原

停用或清除可疑引起变态反应的物质。结扎或封闭虫蜇或蛇咬部位以上的肢体，减少过敏毒素的吸收，应注意15分钟放松一次，以免组织坏死。

(二)应用肾上腺素

肾上腺素是抢救的首选用药。立即皮下或肌内注射0.1%肾上腺素0.5～1.0 mL，如果效果不满意，可间隔5～10分钟重复注射0.2～0.3 mL。严重者可将肾上腺素稀释于5%葡萄糖液中静脉注射。

(三)糖皮质激素的应用

常在应用肾上腺素后静脉注射地塞米松，随后酌情静脉点滴，休克纠正后可停用。

(四)保持呼吸道通畅

喉头水肿者,如应用肾上腺素后不缓解,可行气管切开;支气管痉挛者,可用氨茶碱稀释后静脉点滴或缓慢静脉注射。

(五)补充血容量

迅速静脉点滴右旋糖酐-40或晶体液(林格液或生理盐水),随后酌情调整。注意输液速度,有肺水肿者,补液速度应减慢。

(六)血管活性药的使用

上述处理后血压仍较低者,可给予去甲肾上腺素、间羟胺、多巴胺等缩血管药,以维持血压。

(七)抗过敏药及钙剂的补充

常用异丙嗪或氯苯那敏肌内注射,10%葡萄糖酸钙10～20 mL稀释后静脉注射。

六、预后

由于发病突然,如抢救不及时,病情可迅速进展,最终可导致呼吸和循环衰竭而危及生命。如得到及时救治,则预后良好。

第三节　低血容量性休克

低血容量性休克是指各种原因引起的急性循环容量丢失,从而导致有效循环血量与心排血量减少、组织灌注不足、细胞代谢紊乱和功能受损的病理生理过程。临床上创伤失血仍是发生低血容量休克最为常见的原因,而与低血容量性休克相关的内科系统疾病则以上消化道出血(如消化性溃疡、肝硬化、胃炎、急性胃黏膜病变、胆管出血、胃肠道肿瘤)、大咯血(如支气管扩张、结核、肺癌、心脏病)和凝血机制障碍(血友病等)较为多见,过去常称为失(出)血性休克。呕吐、腹泻、脱水、利尿等原因也可引起循环容量在短时间内大量丢失,从而导致低血容量性休克的发生。

低血容量休克的主要病理生理改变是有效循环血容量急剧减少、组织低灌

注、无氧代谢增加、乳酸性酸中毒、再灌注损伤，以及内毒素易位，最终导致多器官功能障碍综合征。低血容量休克的最终结局自始至终与组织灌注相关，因此，提高其救治成功率的关键在于尽早去除休克病因的同时，尽快恢复有效的组织灌注，以改善组织细胞的氧供，重建氧的供需平衡和恢复正常的细胞功能。

一、诊断

（一）临床表现特点

（1）有原发病的相应病史和体征。

（2）有出血征象。根据不同病因可表现为咯血、呕血或便血等。一般而言，呼吸系统疾病如支气管扩张、空洞型肺结核、肺癌等，多表现为咯血，同时可伴有咳嗽、气促、呼吸困难、发绀等征象。此外，心脏病也是咯血常见原因之一，可由左侧心力衰竭所致肺水肿引起，也可由肺静脉、肺动脉破裂出血所致，临床上以二尖瓣病变狭窄和/或关闭不全、原发性和继发性肺动脉高压、肺动脉栓塞和左侧心力衰竭多见。上消化道出血可表现为呕血和/或黑便，大量出血时大便也可呈暗红色，而下消化道出血多表现为便血。

（3）有休克征象和急性贫血的临床表现，且与出血量成正比。一般而言，成人短期内失血达750～1 000 mL时，可出现面色苍白、口干、烦躁、出汗，心率约100 次/分，收缩压降至 10.7～12.0 kPa（80～90 mmHg）；失血量达 1 500 mL 左右时，则上述症状加剧，表情淡漠、四肢厥冷，收缩压降至8.0～9.3 kPa（60～70 mmHg），脉压明显缩小，心率 100～120 次/分，尿量明显减少；失血量达1 500～2 000 mL时，则面色灰白、发绀、呼吸急促、四肢冰冷、表情极度淡漠，收缩压降至 5.3～8.0 kPa（40～60 mmHg），心率超过 120 次/分，脉细弱无力；失血量超过 2 000 mL，收缩压降至 5.3 kPa（40 mmHg）以下或测不到，脉搏微弱或不能扪及，意识不清或昏迷，无尿。此外，休克的严重程度不仅同出血量多少有密切关系，且与出血速度有关。在同等量出血的情况下，出血速度越快，则休克越严重。中华医学会重症医学分会有关《低血容量休克复苏指南》中，以失血性休克为例估计血容量的丢失，根据失血量等指标将失血分成 4 级（表 1-1）。

（二）实验室和其他辅助检查特点

（1）血红细胞、血红蛋白和血细胞比容短期内急剧降低。但必须指出，出血早期（10 小时内）由于血管及脾脏代偿性收缩，组织间液尚未进入循环以扩张血容量，可造成血细胞比容和血红蛋白无明显变化的假象，在分析血常规时必须加以考虑。

表 1-1　失血的分级

分级	失血量（mL）	失血量占血容量比例（%）	心率（次/分）	血压	呼吸频率（次/分）	尿量（mL/h）	神经系统症状
Ⅰ	＜750	＜15	≤100	正常	14～20	＞30	轻度焦虑
Ⅱ	750～1 500	15～30	＞100	下降	＞20	＞20	中度焦虑
Ⅲ	＞1 500	＞30	＞120	下降	＞30	5～20	萎靡
Ⅳ	＞2 000	＞40	＞140	下降	＞40	无尿	昏睡

注：成人平均血容量约占体重的 7%（或 70 mL/kg），上表按体重 70 kg 估计。

（2）对于一开始就陷入休克状态，还未发生呕血及黑便的消化道出血者，此时应插管抽取胃液及进行直肠指检，有可能发现尚未排出的血液。

（3）某些内出血患者如宫外孕、内脏破裂等可无明显血液排出（流出）体外迹象，血液可淤积在体腔内，对这一类患者除详细询问病史、体检外，必要时应作体腔穿刺，以明确诊断。

（4）根据出血部位和来源，待病情稳定后可作相应检查，以明确病因和诊断。如咯血患者视病情可作胸部 X 线检查、支气管镜检、支气管造影等；心源性咯血可作超声心动图、多普勒血流显像、X 线和心电图等检查；消化道出血者可作胃肠钡餐检查、胃镜、结肠镜、血管造影等检查；肝胆疾病可作肝功能和胆管镜检查，以及腹部二维超声检查，必要时做 CT 或磁共振成像检查；疑为血液病患者可做出、凝血机制等有关检查。

（三）低血容量性休克的监测和临床意义

《低血容量休克复苏指南》指出，以往主要依据病史、症状、体征，如精神状态改变、皮肤湿冷、收缩压下降或脉压减小、尿量减少、心率增快、中心静脉压降低等指标来诊断低血容量性休克，但这些传统的诊断标准有其局限性。近年发现，氧代谢与组织灌注指标对低血容量休克早期诊断有更重要的参考价值。有研究证实血乳酸和碱缺失在低血容量休克的监测和预后判断中具有重要意义。

1.一般监测

其包括皮温与色泽、心率、血压、尿量和精神状态等监测指标。这些指标虽然不是低血容量休克的特异性监测指标，但仍是目前临床工作中用来观察休克程度和治疗效果的常用指标。

（1）低体温有害，可引起心肌功能障碍和心律失常，当中心体温＜34 ℃时，可导致严重的凝血功能障碍。

(2)心率加快通常是休克的早期诊断指标之一，但心率不是判断失血量多少的可靠指标，比如年轻患者就可以通过血管收缩来代偿中等量的失血，仅表现为轻度心率增快。

(3)至于血压，将平均动脉压(MAP)维持在 8.0～10.7 kPa(60～80 mmHg)是比较恰当的。

(4)尿量间接反映循环状态，是反映肾灌注较好的指标，当尿量<0.5 mL/(kg・h)时，应继续进行液体复苏。临床工作中还应注意到患者出现休克而无少尿的情况，例如，高血糖和造影剂等有渗透活性的物质可以造成渗透性利尿。

2.其他常用临床指标的监测

(1)动态观察红细胞计数、血红蛋白及血细胞比容的数值变化，可了解血液有无浓缩或稀释，对低血容量休克的诊断、判断是否存在继续失血有参考价值。有研究表明，血细胞比容在 4 小时内下降 10%提示有活动性出血。

(2)动态监测电解质和肾脏功能，对了解病情变化和指导治疗十分重要。

(3)在休克早期即进行凝血功能的监测，对选择适当的容量及液体种类有重要的临床意义。常规凝血功能监测包括血小板计数、凝血酶原时间(PT)、活化部分凝血活酶时间(APTT)、国际标准化比值(INR)和 *D*-二聚体等。

3.动脉血压监测

临床上无创动脉血压(NIBP)监测比较容易实施。对于有低血压状态和休克的患者，有条件的单位可以动脉置管和静脉置入漂浮导管，实行有创动脉血压(IBP)、中心静脉压(CVP)和肺毛细血管楔压(PAWP)、每搏量(SV)和心排血量(CO)的监测。这样可以综合评估，调整液体用量，并根据监测结果必要时使用增强心肌收缩力的药物或利尿剂。

4.氧代谢监测

休克的氧代谢障碍概念是对休克认识的重大进展，氧代谢的监测进展改变了对休克的评估方式，同时使休克的治疗由以往狭义的血流动力学指标调整转向氧代谢状态的调控。传统临床监测指标往往不能对组织氧合的改变具有敏感反应。此外，经过治疗干预后的心率、血压等临床指标的变化也可在组织灌注与氧合未改善前趋于稳定。

(1)指脉氧饱和度(SpO_2)：主要反映氧合状态，在一定程度上反映组织灌注状态。需要注意的是，低血压、四肢远端灌注不足、氧输送能力下降或者给予血管活性药物等情况均可影响 SpO_2 的准确性。

(2)动脉血气分析：对及时纠正酸碱平衡，调节呼吸机参数有重要意义。碱缺失间接反映血乳酸水平，两指标结合分析是判断休克时组织灌注状态较好的方法。

(3)动脉血乳酸监测：是反映组织缺氧的高度敏感的指标之一，该指标增高常较其他休克征象先出现。持续动态的动脉血乳酸及乳酸清除率监测对休克的早期诊断、判定组织缺氧情况、指导液体复苏及预后评估具有重要意义。肝功能不全时则不能充分反映组织的氧合状态。

(4)其他：每搏量、心排血量、氧输送(DO_2)、氧消耗(VO_2)、胃黏膜内 pH 和胃黏膜 CO_2 张力($PgCO_2$)、混合静脉血氧饱和度(SVO_2)等指标在休克复苏中也具有一定程度的临床意义，不过仍需要进一步的循证医学证据支持。

二、治疗

(一)止血

按照不同病因，采取不同止血方法，必要时紧急手术治疗，以期达到有效止血之目的。

(1)对肺源性大咯血者可用垂体后叶素 5～10 U，加入 5%葡萄糖液 20～40 mL中静脉注射；或10～20 U，加入 5%葡萄糖液 500 mL 中静脉滴注。也可采用纤维支气管镜局部注药、局部气囊导管止血及激光-纤维支气管镜止血。对于未能明确咯血原因和部位的患者，必要时行选择性支气管动脉造影，然后向病变血管内注入吸收性明胶海绵作栓塞治疗。反复大咯血经内科治疗无效，在确诊和确定病变位置后，可施行肺叶或肺段切除术。

(2)心源性大咯血一般不宜使用垂体后叶素，可应用血管扩张剂治疗，通过降低肺循环压力，减轻心脏前、后负荷，以达到有效控制出血之目的。①对于二尖瓣狭窄或左侧心力衰竭引起的肺静脉高压所致咯血，宜首选静脉扩张剂，如硝酸甘油或硝酸异山梨醇的注射制剂。②因肺动脉高压所致咯血，则可应用动脉扩张剂和钙通道阻滞剂，如肼屈嗪25～50 mg、卡托普利 25～50 mg、硝苯地平 10～15 mg，均每天 3 次。也可试用西地那非 25～100 mg，每天 3 次。③若肺动静脉压力均升高时可联用动静脉扩张剂，如硝酸甘油10～25 mg，加于 5%葡萄糖液500 mL中缓慢静脉滴注；加用肼屈嗪或卡托普利，甚至静脉滴注硝普钠。④对于血管扩张剂不能耐受或有不良反应者，可用普鲁卡因 50 mg，加于 5%葡萄糖液 40 mL 中缓慢静脉注射，亦具有扩张血管和降低肺循环压力的作用，从而达到控制咯血之目的。⑤急性左侧心力衰竭所致咯血尚需按心力衰竭治疗，如应用吗啡、洋地黄、利尿剂及四肢轮流结扎止血带以减少回心血量等。

(3)对于肺栓塞所致咯血,治疗针对肺栓塞。主要采用以下治疗。①抗凝治疗:普通肝素首剂5 000 U静脉注射,随后第1个24小时之内持续滴注30 000 U,或者按80 U/kg静脉注射后继以18 U(kg·h)维持,以迅速达到和维持合适的APTT为宜,根据APTT调整剂量,保持APTT不超过正常参考值2倍为宜。也可使用低分子肝素,此种情形下无须监测出凝血指标。肝素或低分子肝素通常用药5天即可。其他的抗凝剂还包括华法林等,需要行INR监测。肝素不能与链激酶(SK)或尿激酶(UK)同时滴注,重组组织型纤溶酶原激动剂(rt-PA)则可以与肝素同时滴注。②溶栓治疗:SK负荷量250 000 U静脉注射,继以100 000 U/h静脉滴注24小时;或者UK,负荷量4 400 U/kg静脉注射,继以2 200 U/kg静脉滴注12小时;或者rt-PA 100 mg,静脉滴注2小时。国内"急性肺栓塞尿激酶溶栓、栓复欣抗凝多中心临床试验"规定的溶栓方案中UK剂量是20 000 U/kg,外周静脉滴注2小时。

(4)上消化道出血的处理:①消化性溃疡及急性胃黏膜病变所致的上消化道出血可用西咪替丁(甲氰咪胍)600～1 200 mg,加入5%葡萄糖液500 mL中静脉滴注;或雷尼替丁50 mg、或法莫替丁20～40 mg,加于5%葡萄糖液20～40 mL中静脉注射;或奥美拉唑40 mg稀释后静脉滴注,滴注时间不得少于20分钟,每天1～2次。必要时可在内镜下直接向病灶喷洒止血药物(如孟氏溶液、去甲肾上腺素)、高频电凝止血、激光光凝止血或注射硬化剂(5%鱼肝油酸钠、5%乙醇胺油酸酯、1%乙氧硬化醇)等。②肝硬化食管或胃底静脉曲张破裂出血可用垂体后叶素;对于老年肝硬化所致的上消化道大出血,有人建议垂体后叶素与硝酸甘油合用,即垂体后叶素加入生理盐水中,以0.2～0.4 mg/min的速度静脉滴注,同时静脉滴注硝酸甘油0.2～0.4 mg/min。垂体后叶素对"前向血流"途径减少门静脉血流,降低门静脉高压而止血,硝酸甘油则针对"后向血流"而加强垂体后叶素的作用。近年来多采用生长抑素(施他宁)治疗胃底-食管静脉曲张破裂出血,250 μg静脉注射后,继以250 μg/h静脉滴注,维持1～3天;或者使用奥曲肽100 μg静脉注射后,随后以25～50 μg/h静脉滴注,维持3～5天,对肝硬化等原因所致的上消化道出血,甚至下消化道出血也有效。亦可应用三腔二囊管压迫食管下段和胃底静脉止血。③对于急性上消化道大出血,若出血部位不明,必要时可施行紧急内镜下止血。方法是在适当补液后,使收缩压不低于10.7 kPa(80 mmHg)。此时可经内镜向胃腔喷洒止血药,0.8%去甲肾上腺素盐水50～100 mL,凝血酶1 000～8 000 U(稀释成20～50 mL液体),5%孟氏溶液20～40 mL。也可局部注射硬化剂;5%鱼肝油酸钠0.5～1.0 mL,血管旁(内)

注射后喷洒凝血酶 4 000 U(稀释成 5 mL 液体)。对于各种原因所致的大出血,除非患者并有凝血机制障碍,否则通常情况下目前临床上并不主张常规使用止血剂。中药三七粉、云南白药等可考虑试用。

(二)补充血容量

根据休克严重程度、失血情况,粗略估计需输入的全血量与扩容量。低血容量休克时补充液体刻不容缓,输液速度应快到足以迅速补充丢失的液体量,以求尽快改善组织灌注。临床工作中,常做深静脉置管,如颈内静脉或锁骨下静脉置管,甚至肺动脉置管,这些有效静脉通路的建立对保障液体的输入是相当重要的。

1.输血及输注血制品

对失血性休克者立即验血型配同型血备用。输血及输注血制品广泛应用于低血容量休克的治疗中。应引起注意的是,输血本身可以带来的一些不良反应,甚至严重并发症。失血性休克所丧失的主要成分是血液,但在补充血液、容量的同时,并非需要全部补充血细胞成分,也应考虑到凝血因子的补充。

(1)目前,临床上大家共识的输血指征为血红蛋白≤70 g/L。对于有活动性出血的患者、老年人及有心肌梗死风险者,血红蛋白保持在较高水平更为合理。无活动性出血的患者每输注1 U(200 mL 全血)的红细胞其血红蛋白升高约 10 g/L,血细胞比容升高约 3%。

(2)若血小板计数$<50\times10^9$/L,或确定血小板功能低下,可考虑输注血小板。对大量输血后并发凝血异常的患者联合输注血小板和冷沉淀可显著改善和达到止血效果。

(3)对于酸中毒和低体温纠正后凝血功能仍难以纠正的失血性休克患者,应积极改善其凝血功能,在输注红细胞的同时应注意使用新鲜冰冻血浆以补充纤维蛋白原和凝血因子的不足。

(4)冷沉淀内含凝血因子Ⅴ、Ⅷ、Ⅻ、纤维蛋白原等物质,对肝硬化食管静脉曲张、特定凝血因子缺乏所致的出血性疾病尤其适用。对大量输血后并发凝血异常的患者及时输注冷沉淀可提高血循环中凝血因子,以及纤维蛋白原等凝血物质的含量,缩短凝血时间、纠正凝血异常。

(5)极重度出血性休克,必要时应动脉输血,其优点:避免快速静脉输血所致的右心前负荷过重和肺循环负荷过重;直接增加体循环有效血容量,提升主动脉弓血压,并能迅速改善心脏冠状动脉、脑和延髓生命中枢的供血;通过动脉逆行加压灌注,兴奋动脉内压力和化学感受器,能反射性调整血液循环。由于动脉内

输血操作较复杂，且需严格无菌操作，故仅适用于重度和极重度休克患者。

2.输注晶体溶液

(1)常用的是生理盐水和乳酸林格液等张平衡盐溶液。①生理盐水的特点是等渗但含氯高，大量输注可引起高氯性代谢性酸中毒。②乳酸林格液的特点在于电解质组成接近生理，含有少量的乳酸。一般情况下，其所含乳酸可在肝脏迅速代谢，大量输注乳酸林格液应该考虑到其对血乳酸水平的影响。③输注的晶体溶液中，约有 1/4 存留在血管内，其余 3/4 则分布于血管外间隙。晶体溶液这种再分布现象可以引起血浆蛋白的稀释，以及胶体渗透压的下降，同时出现组织水肿。因此，若以大量晶体溶液纠正低血容量休克患者时，这方面的不良反应应引起注意。

(2)高张盐溶液的钠含量通常为 400～2 400 mmol/L。制剂包括有高渗盐右旋糖酐注射液（HSD，7.5%氯化钠＋6%右旋糖酐-70）、高渗盐注射液（HS，7.5%、5%或 3.5%氯化钠）及11.2%乳酸钠高张溶液等，以前两者多见。迄今为止，仍没有足够循证医学证据证明输注高张盐溶液更有利于低血容量休克的纠正。而且，高张盐溶液可以引起医源性高渗状态及高钠血症，严重时可导致脱髓鞘病变。

3.输注胶体溶液

在纠正低血容量休克中常用的胶体液主要有羟乙基淀粉和清蛋白。

(1)羟乙基淀粉(HES)是人工合成的胶体溶液，常用 6%的 HES 氯化钠溶液，其渗透压约为 773.4 kPa(300 mmol/L)，输注 1 L HES 能够使循环容量增加 700～1 000 mL。使用时应注意对肾功能、凝血机制的影响，以及可能发生的变态反应，这些不良反应与剂量有一定的相关性。

(2)清蛋白作为天然胶体，构成正常血浆胶体渗透压的 75%～80%，是维持正常容量与胶体渗透压的主要成分，因此人血清蛋白制剂常被选择用于休克的治疗。

(3)右旋糖酐也用于低血容量休克的扩容治疗。

4.容量负荷试验

临床工作中，常遇到血压低、心率快、周围组织灌注不足的患者，分不清到底是心功能不全抑或血容量不足或休克状态，此时可进行容量负荷试验。经典的容量负荷试验的具体做法有以下几种。①在 10 分钟之内快速输注 50～200 mL 生理盐水，观察患者心率、血压、周围灌注和尿量的改变，注意肺部湿啰音、哮鸣音的变化；②如果有条件测量 CVP 和/或肺毛细血管楔压(PAWP)，则可在快速输注生理盐水前后测量其变化值,也有助于鉴别;③快速输液后若病情改善则为容量不足,反之则为心功能不全,前者应继续补液,后者则应控制输液速度。对低血容量休克的患者,若其血流动力学状态不稳定时也应实施该项试验,以达到既可以快速纠正已存在的容量缺失,又尽量减少容量过度负荷的风险和可能的心血管不良反应的目的。

(三)血管活性药物的应用

若血容量基本纠正,又无继续出血,收缩压仍<10.7 kPa(80 mmHg),或者输液尚未开始却已有严重低血压的患者,可酌情使用血管收缩剂与正性肌力药物,使血压维持在 12.0~13.3 kPa(90~100 mmHg)为好。多巴胺剂量用至 5 μg/(kg·min)时可增强心肌收缩力,低于该剂量时有扩血管和利尿作用,剂量>10 μg/(kg·min)时有升血压作用。去甲肾上腺素剂量 0.2~2.0 μg/(kg·min)、肾上腺素或去氧肾上腺素仅用于难治性休克。如果有心功能不全或纠正低血容量休克后仍有低心排血量,可使用多巴酚丁胺,剂量 2~5 μg/(kg·min)。此外,保温,防治酸中毒、氧自由基对细胞和亚细胞的损伤作用,保护胃肠黏膜减少细菌和毒素易位,防治急性肾衰竭,保护其他重要脏器功能,以及对症治疗均不容忽视。

第四节 药 物 中 毒

一、概述

药物中毒是指进入人体的药物达到中毒剂量,产生组织和器官损害的急性综合征。最常见的药物中毒品种是镇静催眠药,分为苯二氮䓬类、巴比妥类、非巴比妥非苯二氮䓬类。其中以苯二氮䓬类(如地西泮)中毒最多见,次之为解热镇痛药和抗精神病药等。一般药源性中毒多是药物用法不当,如药物过量或滥用药物所致。

不同类型的药物中毒,其中毒特点与机制也各异。

(1)镇静催眠药及抗精神病药中毒严重时,可导致呼吸抑制、休克、昏迷。口服巴比妥类药物 2~5 倍催眠剂量可致中毒,10~20 倍可致深昏迷、呼吸抑制。苯二氮䓬类药物一次剂量达0.05~1 g 可致中毒甚或致死。抗精神病药中,吩噻

嗪类药物 2～4 g 可有急性中毒反应。三环类抗抑郁药中毒，易致恶性心律失常，1.5～3 g 可致严重中毒而死亡。对氯丙嗪类敏感者可能发生剥脱性皮炎、粒细胞缺乏症、胆汁淤积性肝炎。

(2)解热镇痛药中毒可致粒细胞减少、肾损害、出血倾向、胃肠道损害甚至出现消化道应激性溃疡出血，其中对乙酰氨基酚中毒可致明显肝功能损害。

(3)心血管系统用药中毒易致心律失常、低血压，其中洋地黄类中毒可致恶心、呕吐等胃肠道症状及室性期前收缩、室性心动过速和心动过缓等严重心律失常。胺碘酮中毒可致房室传导阻滞、室性心动过速等恶性心律失常及肺纤维化。降压药中毒可致严重低血压。抗胆碱药阿托品中毒可致口干、瞳孔扩大、心动过速甚至惊厥、昏迷。

二、判断

药物中毒判断要点如下。

(一)判断是否为药物中毒及药物种类

(1)由知情者提供药物接触史，是目前重要的诊断依据。

(2)通过典型症状判断，如嗜睡、昏迷者考虑镇静催眠药或抗精神病药中毒；惊厥者考虑中枢兴奋药过量；瞳孔扩大者怀疑为阿托品、麻黄碱等中毒。

(3)实验室检查：胃液、尿液、血液中药物浓度测定对诊断有参考意义。

(二)判断病情的轻重

大致分为轻、重两种程度，注意初期表现为轻症者病情可能会随着药物吸收发生进展，药物毒性、摄入量及药物半衰期对病情影响较大。

1.轻度中毒

无意识障碍或轻度意识障碍，呼吸、循环、氧合等重要生命体征及生理指标稳定。

2.重度中毒

出现严重意识障碍、呼吸抑制、呼吸衰竭、循环衰竭、心律失常等，或伴发严重并发症，或有严重生理功能紊乱及脏器功能不全。

三、急救

药物中毒需要及时进行现场急救，病情属于重度者或判断药物摄入量偏大者应送往医院做进一步救治。

(一)现场急救

重点在于维持呼吸循环功能及清除摄入药物。

1.维护呼吸功能

药物中毒常可导致意识障碍及呼吸抑制,所以应重视对呼吸衰竭的防治。

(1)保持气道通畅:有意识障碍或呼吸抑制者取平卧位,头偏向一侧,及时清除气道分泌物及呕吐物,避免误吸,必要时使用舌钳或置口咽管避免舌后坠。

(2)予吸氧治疗。

(3)建立人工气道:对深昏迷、气道分泌物多或已出现呼吸衰竭者,尽早行气管插管、人工通气。

2.监测循环功能

(1)监测血压水平,休克者可取平卧位或头低脚高位,以增加回心血量及改善脑供血。

(2)给予心脏监护,警惕发生恶性心律失常。

(3)尽快建立静脉通道,以便及时输液维持血容量,救治呼吸、循环衰竭,使用解毒剂。

3.清除摄入药物

(1)催吐:适用于口服中毒后神志清楚且生命体征稳定者。

(2)洗胃:对服药量大者及时洗胃,药物中毒后胃排空可能延迟,不可拘泥于常规洗胃时间,对中毒较久者仍应考虑洗胃。

(3)导泻:予50%硫酸镁或硫酸钠导泻以利药物尽快排出。

(4)药用炭吸附:有条件可于催吐、洗胃时使用或之后服用。

(二)药物治疗

重点在于稳定呼吸、循环功能及使用特效解毒剂。

1.稳定呼吸循环功能

在保持呼吸道通畅的基础上,可使用呼吸兴奋剂;呼吸衰竭者及时行气管插管、人工通气。血压低者,可补充血容量,必要时使用血管活性药物如多巴胺10~20 μg/(kg·min)和/或去甲肾上腺素0.05~1.5 μg/(kg·min)维持血压;注意吩噻嗪类及三环类抗精神病药物中毒,可通过对α肾上腺素能阻滞作用导致血管扩张及血压下降,不宜使用多巴胺,可用α受体兴奋剂,如重酒石酸间羟胺、去甲肾上腺素维持血压。心律失常者给予针对性处理。

2.使用特效解毒剂

(1)镇静与催眠药中毒:应立即予纳洛酮1~2 mg,静脉注射,2~5分钟重复,总量可用到20 mg,可缩短昏迷时间。

(2)苯二氮䓬类药物中毒:可用氟马西尼拮抗,先静脉注射0.2 mg,此后可每

15 分钟重复用一次，总量可达 2.0 mg/d。

(3)吩噻嗪类药物中毒：可用盐酸哌甲酯 40～100 mg，肌内注射，并可重复使用。

(4)三环类抗抑郁药中毒：所致室性心律失常，可用利多卡因控制，静脉注射 50～75 mg 后以1～4 mg/min维持静脉滴注。

(5)洋地黄类、胺碘酮等抗心律失常药所致心动过缓、房室传导阻滞，可予阿托品、异丙肾上腺素控制。

(6)对乙酰氨基酚中毒：可用乙酰半胱氨酸减轻肝脏损害，具体用法为第一次口服140 mg/kg，之后每 4 小时口服 70 mg/kg，共服 17 次。

(7)阿托品中毒：可用新斯的明拮抗，每次 0.5～1.0 mg，肌内注射，每 3～4 小时重复。

3.加速药物排泄

可考虑在补液基础上碱化尿液、利尿。

4.对症支持疗法

中毒性脑病有脑水肿者可用甘露醇、地塞米松脱水；高热者物理降温；另注意防治肺部感染，维持内环境稳定，维护肝、肾等重要脏器功能。

5.特殊治疗

重症可考虑行血液透析、血液灌流、血浆置换等血液净化治疗。

四、注意

药物中毒初步急救中应注意以下要点。

(一)预防工作

加强镇静催眠药处方、使用、保管的管理，临床要慎重用药，规范用药。

(二)急救重点

1.初期

(1)注意对呼吸、循环衰竭的防治。

(2)尽量清除药物，减少后续吸收。

(3)使用拮抗剂。

2.后期

(1)加强对症支持疗法。

(2)注意并发症的防治。

第二章　神经内科常见病

第一节　蛛网膜下腔出血

蛛网膜下腔出血(subarachnoid hemorrhage,SAH)是指脑表面或脑底部的血管自发破裂,血液流入蛛网膜下腔,伴或不伴颅内其他部位出血的一种急性脑血管疾病。本病可分为原发性、继发性和外伤性。原发性SAH是指脑表面或脑底部的血管破裂出血,血液直接或基本直接流入蛛网膜下腔所致,称特发性蛛网膜下腔出血或自发性蛛网膜下腔出血(idiopathic subarachnoid hemorrhage,ISAH),占急性脑血管疾病的15%左右,是神经科常见急症之一;继发性SAH则为脑实质内、脑室、硬脑膜外或硬脑膜下的血管破裂出血,血液穿破脑组织进入脑室或蛛网膜下腔者;外伤引起的概称外伤性SAH,常伴发于脑挫裂伤。SAH临床表现为急骤起病的剧烈头痛、呕吐、精神或意识障碍、脑膜刺激征和血性脑脊液。SAH的年发病率世界各国各不相同,中国约为5/10万,美国为6/10万~16/10万,德国约为10/10万,芬兰约为25/10万,日本约为25/10万。

一、病因与发病机制

(一)病因

SAH的病因很多,以动脉瘤为最常见,包括先天性动脉瘤、高血压动脉硬化性动脉瘤、夹层动脉瘤和感染性动脉瘤等,其他如脑血管畸形、脑底异常血管网、结缔组织病、脑血管炎等。75%~85%的非外伤性SAH患者为颅内动脉瘤破裂出血,其中,先天性动脉瘤发病多见于中青年;高血压动脉硬化性动脉瘤为梭形动脉瘤,约占13%,多见于老年人。脑血管畸形占第2位,以动静脉畸形最常见,约占15%,常见于青壮年。其他如烟雾病、感染性动脉瘤、颅内肿瘤、结缔组织

病、垂体卒中、脑血管炎、血液病及凝血障碍性疾病、妊娠并发症等均可引起SAH。近年发现约15%的ISAH患者病因不清，即使DSA检查也未能发现SAH的病因。

1.动脉瘤

近年来，对先天性动脉瘤与分子遗传学的多个研究支持Ⅰ型胶原蛋白 α_2 链基因（*COLIA*$_2$）和弹力蛋白基因（*FLN*）是先天性动脉瘤最大的候补基因。颅内动脉瘤好发于Willis环及其主要分支的血管分叉处，其中位于前循环颈内动脉系统者约占85%，位于后循环基底动脉系统者约占15%。对此类动脉瘤的研究证实，血管壁的最大压力来自沿血流方向上的血管分叉处的尖部。随着年龄增长，在血压增高、动脉瘤增大，更由于血流涡流冲击和各种危险因素的综合因素作用下，出血的可能性也随之增大。颅内动脉瘤体积的大小与有无蛛网膜下腔出血相关，直径＜3 mm的动脉瘤，SAH的风险小；直径＞5 mm的动脉瘤，SAH的风险高。对于未破裂的动脉瘤，每年发生动脉瘤破裂出血的危险性介于1%～2%。曾经破裂过的动脉瘤有更高的再出血率。

2.脑血管畸形

以动静脉畸形最常见，且90%以上位于小脑幕上。脑血管畸形是胚胎发育异常形成的畸形血管团，血管壁薄，在有危险因素的条件下易诱发出血。

3.高血压动脉硬化性动脉瘤

长期高血压动脉粥样硬化导致脑血管弯曲多，侧支循环多，管径粗细不均，且脑内动脉缺乏外弹力层，在血压增高、血流涡流冲击等因素影响下，管壁薄弱的部分逐渐向外膨胀形成囊状动脉瘤，极易破裂出血。

4.其他病因

动脉炎或颅内炎症可引起血管破裂出血，肿瘤可直接侵袭血管导致出血。脑底异常血管网形成后可并发动脉瘤，一旦破裂出血可导致反复发生的脑实质内出血或SAH。

(二)发病机制

SAH后，血液流入蛛网膜下腔淤积在血管破裂相应的脑沟和脑池中，并可下流至脊髓蛛网膜下腔，甚至反流至第四脑室和侧脑室，引起一系列变化，主要包括以下几种。

1.颅内容积增加

血液流入蛛网膜下腔使颅内容积增加，引起颅内压增高，血液流入量大者可诱发脑疝。

2.化学性脑膜炎

血液流入蛛网膜下腔后直接刺激血管，使白细胞崩解释放各种炎症介质。

3.血管活性物质释放

血液流入蛛网膜下腔后，血细胞破坏产生各种血管活性物质（氧合血红蛋白、5-羟色胺、血栓烷 A_2、肾上腺素、去甲肾上腺素）刺激血管和脑膜，使脑血管发生痉挛和蛛网膜颗粒粘连。

4.脑积水

血液流入蛛网膜下腔在颅底或逆流入脑室发生凝固，造成脑脊液回流受阻引起急性阻塞性脑积水和颅内压增高；部分红细胞随脑脊液流入蛛网膜颗粒并溶解，使其阻塞，引起脑脊液吸收减慢，最后产生交通性脑积水。

5.下丘脑功能紊乱

血液及其代谢产物直接刺激下丘脑引起神经内分泌紊乱，引起发热、血糖含量增高、应激性溃疡、肺水肿等。

6.心脑综合征

急性高颅压或血液直接刺激下丘脑、脑干，导致自主神经功能亢进，引起急性心肌缺血、心律失常等。

二、病理

肉眼可见脑表面呈紫红色，覆盖有薄层血凝块；脑底部的脑池、脑桥小脑三角及小脑延髓池等处可见更明显的血块沉积，甚至可将颅底的血管、神经埋没。血液可穿破脑底面进入第三脑室和侧脑室。脑底大量积血或脑室内积血可影响脑脊液循环出现脑积水，约 5％的患者，由于部分红细胞随脑脊液流入蛛网膜颗粒并使其堵塞，引起脑脊液吸收减慢而产生交通性脑积水。蛛网膜及软膜增厚、色素沉着，脑与神经、血管间发生粘连。脑脊液呈血性。血液在蛛网膜下腔的分布，以出血量和范围分为弥散型和局限型。前者出血量较多，穹隆面与基底面蛛网膜下腔均有血液沉积；后者血液则仅存于脑底池。40％～60％的脑标本并发脑内出血。出血的次数越多，并发脑内出血的比例越大。并发脑内出血的发生率第 1 次约39.6％，第 2 次约 55％，第 3 次达 100％。出血部位随动脉瘤的部位而定。动脉瘤好发于 Willis 环的血管上，尤其是动脉分叉处，可单发或多发。

三、临床表现

SAH 发生于任何年龄，发病高峰多在 30～60 岁；50 岁后，ISAH 的危险性

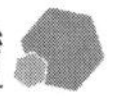

有随年龄的增加而升高的趋势。男女在不同的年龄段发病不同,10岁前男性的发病率较高,男女比为4∶1;40～50岁时,男女发病相等;70～80岁时,男女发病率之比高达1∶10。临床主要表现为剧烈头痛、脑膜刺激征阳性、血性脑脊液。在严重病例中,患者可出现意识障碍,从嗜睡至昏迷不等。

(一)症状与体征

1.先兆及诱因

先兆通常是不典型头痛或颈部僵硬,部分患者有病侧眼眶痛、轻微头痛、动眼神经麻痹等表现,主要由少量出血造成;70%的患者存在上述症状数天或数周后出现严重出血,但绝大部分患者起病急骤,无明显先兆。常见诱因有过量饮酒、情绪激动、精神紧张、剧烈活动、用力状态等,这些诱因均能增加ISAH的风险性。

2.一般表现

出血量大者,当天体温即可升高,可能与下丘脑受影响有关;多数患者于2～3天后体温升高,多属于吸收热;SAH后患者血压增高,1～2周病情趋于稳定后逐渐恢复病前血压。

3.神经系统表现

绝大部分患者有突发持续性剧烈头痛。头痛位于前额、枕部或全头,可扩散至颈部、腰背部;常伴有恶心、呕吐。呕吐可反复出现,由颅内压急骤升高和血液直接刺激呕吐中枢所致。如呕吐物为咖啡色样胃内容物则提示上消化道出血,预后不良。头痛部位各异,轻重不等,部分患者类似眼肌麻痹型偏头痛。有48%～81%的患者可出现不同程度的意识障碍,轻者嗜睡,重者昏迷,多逐渐加深。意识障碍的程度、持续时间及意识恢复的可能性均与出血量、出血部位及有无再出血有关。

部分患者以精神症状为首发或主要的临床症状,常表现为兴奋、躁动不安、定向障碍,甚至谵妄和错乱;少数可出现迟钝、淡漠、抗拒等。精神症状可由大脑前动脉或前交通动脉附近的动脉瘤破裂引起,大多在病后1～5天出现,但多数在数周内自行恢复。癫痫发作较少见,多发生在出血时或出血后的急性期,国外发生率为6.0%～26.1%,国内资料为10.0%～18.3%。在一项SAH的大宗病例报道中,大约有15%的动脉瘤性SAH表现为癫痫。癫痫可为局限性抽搐或全身强直-阵挛性发作,多见于脑血管畸形引起者,出血部位多在天幕上,多由于血液刺激大脑皮质所致,患者有反复发作倾向。部分患者由于血液流入脊髓蛛网膜下腔可出现神经根刺激症状,如腰背痛。

4.神经系统体征

(1)脑膜刺激征:为 SAH 的特征性体征,包括头痛、颈强直、克尼格征和布鲁津斯基征阳性。常于起病后数小时至 6 天内出现,持续 3～4 周。颈强直发生率最高(6%～100%)。另外,应当注意临床上有少数患者可无脑膜刺激征,如老年患者,可能因蛛网膜下腔扩大等老年性改变和痛觉不敏感等因素,往往使脑膜刺激征不明显,但意识障碍仍可较明显,老年人的意识障碍可达 90%。

(2)脑神经损害:以第Ⅱ、Ⅲ对脑神经最常见,其次为第Ⅴ、Ⅵ、Ⅶ、Ⅷ对脑神经,主要由于未破裂的动脉瘤压迫或破裂后的渗血、颅内压增高等直接或间接损害引起。少数患者有一过性肢体单瘫、偏瘫、失语,早期出现者多因出血破入脑实质和脑水肿所致;晚期多由于迟发性脑血管痉挛引起。

(3)眼症状:SAH 的患者中,17%有玻璃体膜下出血,7%～35%有视盘水肿。视网膜下出血及玻璃体下出血是诊断 SAH 有特征性的体征。

(4)局灶性神经功能缺失:如有局灶性神经功能缺失有助于判断病变部位,如突发头痛伴眼睑下垂者,应考虑载瘤动脉可能是后交通动脉或小脑上动脉。

(二)SAH 并发症

1.再出血

在脑血管疾病中,最易发生再出血的疾病是 SAH,国内文献报道再出血率为 24%左右。再出血临床表现严重,病死率远远高于第 1 次出血,一般发生在第 1 次出血后 10～14 天,2 周内再发生率占再发病例的 54%～80%。近期再出血病死率为 41%～46%,甚至更高。再发出血多因动脉瘤破裂所致,通常在病情稳定的情况下,突然头痛加剧、呕吐、癫痫发作,并迅速陷入深昏迷,瞳孔散大,对光反射消失,呼吸困难甚至停止。神经定位体征加重或脑膜刺激征明显加重。

2.脑血管痉挛

脑血管痉挛(cerebral vascular spasm,CVS)是 SAH 发生后出现的迟发性大、小动脉的痉挛狭窄,以后者更多见。典型的血管痉挛发生在出血后 3～5 天,于 5～10 天达高峰,2～3 周逐渐缓解。在大多数研究中,血管痉挛发生率在 25%～30%。早期可逆性 CVS 多在蛛网膜下腔出血后30 分钟内发生,表现为短暂的意识障碍和神经功能缺失。70%的 CVS 在蛛网膜下腔出血后 1～2 周内发生,尽管及时干预治疗,但仍有约 50%有症状的 CVS 患者将会进一步发展为脑梗死。因此,CVS 的治疗关键在预防。血管痉挛发作的临床表现通常是头痛加重或意识状态下降,除发热和脑膜刺激征外,也可表现局灶性的神经功能损害体征,但不常见。尽管导致血管痉挛的许多潜在危险因素已经确定,但 CT 扫描所

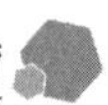

见的SAH的数量和部位是最主要的危险因素。基底池内有厚层血块的患者比仅有少量出血的患者更容易发展为血管痉挛。虽然国内外均有大量的临床观察和试验数据,但是CVS的机制仍不确定。SAH本身或其降解产物中的一种或多种成分可能是导致CVS的原因。

CVS的检查常选择经颅多普勒超声(TCD)和数字减影血管造影(DSA)检查。TCD有助于血管痉挛的诊断。TCD血液流速峰值>200 cm/s和/或平均流速>120 cm/s时能很好地与血管造影显示的严重血管痉挛相符。值得提出的是,TCD只能测定颅内血管系统中特定深度的血管段。测得数值的准确性在一定程度上依赖于超声检查者的经验。动脉插管血管造影诊断CVS较TCD更为敏感。CVS患者行血管造影的价值不仅用于诊断,更重要的目的是血管内治疗。动脉插管血管造影为有创检查,价格较昂贵。

3.脑积水

大约25%的动脉瘤性蛛网膜下腔出血患者由于出血量大、速度快,血液大量涌入第三脑室、第四脑室并凝固,使第四脑室的外侧孔和正中孔受阻,可引起急性梗阻性脑积水,导致颅内压急剧升高,甚至出现脑疝而死亡。急性脑积水常发生于起病数小时至2周内,多数患者在1~2天内意识障碍呈进行性加重,神经症状迅速恶化,生命体征不稳定,瞳孔散大。颅脑CT检查可发现阻塞上方的脑室明显扩大等脑室系统有梗阻表现,此类患者应迅速进行脑室引流术。慢性脑积水是SAH后3周至1年内发生的脑积水,原因可能为蛛网膜下腔出血刺激脑膜,引起无菌性炎症反应形成粘连,阻塞蛛网膜下腔及蛛网膜绒毛而影响脑脊液的吸收与回流,以脑脊液吸收障碍为主,病理切片可见蛛网膜增厚纤维变性,室管膜破坏及脑室周围脱髓鞘改变。Johnston认为脑脊液的吸收与蛛网膜下腔和上矢状窦的压力差及蛛网膜绒毛颗粒的阻力有关。当脑外伤后颅内压增高时,上矢状窦的压力随之升高,使蛛网膜下腔和上矢状窦的压力差变小,从而使蛛网膜绒毛微小管系统受压甚至关闭,直接影响脑脊液的吸收。由于脑脊液的积蓄造成脑室内静水压升高,致使脑室进行性扩大。因此,慢性脑积水的初期,患者的颅内压是高于正常的,至脑室扩大到一定程度之后,由于加大了吸收面,才渐使颅内压下降至正常范围,故临床上称之为正常颅压脑积水。但由于脑脊液的静水压已超过脑室壁所能承受的压力,使脑室不断继续扩大、脑萎缩加重而致进行性痴呆。

4.自主神经及内脏功能障碍

常因下丘脑受出血、脑血管痉挛和颅内压增高的损伤所致,临床可并发心肌缺血或心肌梗死、急性肺水肿、应激性溃疡。这些并发症被认为是由于交感神经过度活跃或迷走神经张力过高所致。

5.低钠血症

尤其是重症SAH常影响下丘脑功能，而导致有关水盐代谢激素的分泌异常。目前，关于低钠血症发生的病因有两种机制，即血管升压素分泌异常综合征和脑性耗盐综合征。

血管升压素分泌异常综合征理论是1957年由Bartter等提出的，该理论认为，低钠血症产生的原因是各种创伤性刺激作用于下丘脑，引起血管升压素(ADH)分泌过多，或血管升压素渗透性调节异常，丧失了低渗对ADH分泌的抑制作用，而出现持续性ADH分泌。肾脏远曲小管和集合管重吸收水分的作用增强，引起水潴留、血钠被稀释及细胞外液增加等一系列病理生理变化。同时，促肾上腺皮质激素(ACTH)相对分泌不足，血浆ACTH降低，醛固酮分泌减少，肾小管排钾保钠功能下降，尿钠排出增多。细胞外液增加和尿、钠丢失的后果是血浆渗透压下降和稀释性低血钠，尿渗透压高于血渗透压，低钠而无脱水，中心静脉压增高的一种综合征。若进一步发展，将导致水分从细胞外向细胞内转移、细胞水肿及代谢功能异常。当血钠<120 mmol/L时，可出现恶心、呕吐、头痛；当血钠<110 mmol/L时可发生嗜睡、躁动、谵语、肌张力低下、腱反射减弱或消失甚至昏迷。

但20世纪70年代末以来，越来越多的学者发现，发生低钠血症时，患者多伴有尿量增多和尿钠排泄量增多，而血中ADH并无明显增加。这使得脑性耗盐综合征的概念逐渐被接受。SAH时，脑性耗盐综合征的发生可能与脑钠肽(BNP)的作用有关。下丘脑受损时可释放出BNP，脑血管痉挛也可使BNP升高。BNP的生物效应类似心房钠尿肽(ANP)，有较强的利钠和利尿反应。脑性耗盐综合征时可出现厌食、恶心、呕吐、无力、直立性低血压、皮肤无弹性、眼球内陷、心率增快等表现。诊断依据：细胞外液减少，负钠平衡，水摄入与排出率<1，肺动脉楔压<1.1 kPa(8 mmHg)，中央静脉压<0.8 kPa(6 mmHg)，体重减轻。有学者提出，每天对脑性耗盐综合征患者定时测体重和中央静脉压是诊断脑性耗盐综合征和鉴别血管升压素分泌异常综合征最简单和实用的方法。

四、辅助检查

(一)脑脊液检查

目前，脑脊液(CSF)检查尚不能被CT检查所完全取代。由于腰椎穿刺

(LP)有诱发再出血和脑疝的风险,在无条件行CT检查和病情允许的情况下,或颅脑CT所见可疑时才可考虑谨慎施行LP检查。均匀一致的血性脑脊液是诊断SAH的金标准,脑脊液压力增高,蛋白含量增高,糖和氯化物水平正常。起初脑脊液中红、白细胞比例与外周血基本一致(700∶1),12小时后脑脊液开始变黄,2～3天后因出现无菌性炎症反应,白细胞计数可增加,初为中性粒细胞,后为单核细胞和淋巴细胞。LP阳性结果与穿刺损伤出血的鉴别很重要。通常是通过连续观察试管内红细胞计数逐渐减少的三管试验来证实,但采用脑脊液离心检查上清液黄变及匿血反应是更灵敏的诊断方法。脑脊液细胞学检查可见巨噬细胞内吞噬红细胞及碎片,有助于鉴别。

(二)颅脑CT检查

CT检查是诊断蛛网膜下腔出血的首选常规检查方法。急性期颅脑CT检查快速、敏感,不但可早期确诊,还可判定出血部位、出血量、血液分布范围及动态观察病情进展和有无再出血迹象。急性期CT表现为脑池、脑沟及蛛网膜下腔呈高密度改变,尤以脑池局部积血有定位价值,但确定出血动脉及病变性质仍需借助于DSA检查。发病距CT检查的时间越短,显示蛛网膜下腔出血病灶部位的积血越清楚。Adams观察发病当天CT检查显示阳性率为95%,1天后降至90%,5天后降至80%,7天后降至50%。CT显示蛛网膜下腔高密度出血征象,多见于大脑外侧裂池、前纵裂池、后纵裂池、鞍上池、和环池等。CT增强扫描可能显示大的动脉瘤和血管畸形。须注意CT阴性并不能绝对排除SAH。

部分学者依据CT扫描并结合动脉瘤好发部位推测动脉瘤的发生部位,如SAH以鞍上池为中心呈不对称向外扩展,提示颈内动脉瘤;外侧裂池基底部积血提示大脑中动脉瘤;前纵裂池基底部积血提示前交通动脉瘤;出血以脚间池为中心向前纵裂池和后纵裂池基底部扩散,提示基底动脉瘤。CT显示弥漫性出血或局限于前部的出血发生再出血的风险较大,应尽早行DSA检查确定动脉瘤部位并早期手术。MRA作为初筛工具具有无创、无风险的特点,但敏感性不如DSA检查高。

(三)DSA

确诊SAH后应尽早行DSA检查,以确定动脉瘤的部位、大小、形状、数量、侧支循环和脑血管痉挛等情况,并可协助除外其他病因如动静脉畸形、烟雾病和炎性血管瘤等。大且不规则、分成小腔(为责任动脉瘤典型的特点)的动脉瘤可能是出血的动脉瘤。如发病之初脑血管造影未发现病灶,应在发病1个月后复查脑血管造影,可能会有新发现。DSA 可显示 80%的动脉瘤及几乎 100%的血管畸形,而且对发现继发性脑血管痉挛有帮助。脑动脉瘤大多数在 2～3 周内再次破裂出血,尤以病后6～8 天为高峰,因此对动脉瘤应早检查、早期手术治疗,如在发病后 2～3 天内,脑水肿尚未达到高峰时进行手术则手术并发症少。

(四)MRI 检查

MRI 对 SAH 的敏感性不及 CT。急性期 MRI 检查还可能诱发再出血。但 MRI 可检出脑干隐匿性血管畸形;对直径3～5 mm的动脉瘤检出率可达 84%～100%,而由于空间分辨率较差,不能清晰显示动脉瘤颈和载瘤动脉,仍需行 DSA 检查。

(五)其他检查

心电图可显示 T 波倒置、QT 间期延长、出现高大 U 波等异常;血常规、凝血功能和肝功能检查可排除凝血功能异常方面的出血原因。

五、诊断与鉴别诊断

(一)诊断

根据以下临床特点,诊断 SAH 一般并不困难,如突然起病,主要症状为剧烈头痛,伴呕吐;可有不同程度的意识障碍和精神症状,脑膜刺激征明显,少数伴有脑神经及轻偏瘫等局灶症状;辅助检查 LP 为血性脑脊液,脑 CT 所显示的出血部位有助于判断动脉瘤。

临床分级:一般采用 Hunt-Hess 分级法(表 2-1)或世界神经外科联盟(WFNS)分级。前者主要用于动脉瘤引起 SAH 的手术适应证及预后判断的参考,Ⅰ～Ⅲ级应尽早行 DSA,积极术前准备,争取尽早手术;对Ⅳ～Ⅴ级先行血块清除术,待症状改善后再行动脉瘤手术。后者根据格拉斯哥昏迷评分(GCS)和有无运动障碍进行分级(表 2-2),即Ⅰ级的 SAH 患者很少发生局灶性神经功能缺损;GCS≤12 分(Ⅳ～Ⅴ级)的患者,不论是否存在局灶神经功能缺损,并不影响其预后判断;对于 GCS 13～14 分(Ⅱ～Ⅲ级)的患者,局灶神经功能缺损是判断预后的补充条件。

表 2-1　Hunt-Hess 分级法

分级	标准
0 级	未破裂动脉瘤
Ⅰ级	无症状或轻微头痛

续表

分级	标准
Ⅱ级	中-重度头痛、脑膜刺激征、脑神经麻痹
Ⅲ级	嗜睡、意识混浊、轻度局灶性神经体征
Ⅳ级	昏迷、中或重度偏瘫,有早期去大脑强直或自主神经功能紊乱
Ⅴ级	深昏迷、去大脑强直,濒死状态

注:凡有高血压、糖尿病、高度动脉粥样硬化、慢性肺部疾病等全身性疾病,或DSA呈现高度脑血管痉挛的病例,则向恶化阶段提高1级。

表2-2　WFNS的SAH分级

分级	GCS	运动障碍
Ⅰ级	15	无
Ⅱ级	14～13	无
Ⅲ级	14～13	有局灶性体征
Ⅳ级	12～7	有或无
Ⅴ级	6～3	有或无

注:GCS为格拉斯哥昏迷评分。

(二)鉴别诊断

1.脑出血

脑出血深昏迷时与SAH不易鉴别,但脑出血多有局灶性神经功能缺失体征,如偏瘫、失语等,患者多有高血压病史。仔细的神经系统检查及脑CT检查有助于鉴别诊断。

2.颅内感染

发病较SAH缓慢。各类脑膜炎起病初均先有高热,脑脊液呈炎性改变而有别于SAH。进一步脑影像学检查,脑沟、脑池无密度增高影改变。脑炎临床表现为发热、精神症状、抽搐和意识障碍,且脑脊液多正常或只有轻度白细胞数增高,只有脑膜出血时才表现为血性脑脊液;脑CT检查有助于鉴别诊断。

3.瘤卒中

依靠详细病史(如有慢性头痛、恶心、呕吐等)、体征和脑CT检查可以鉴别。

六、治疗

主要治疗原则:①控制继续出血,预防及解除血管痉挛,去除病因,防治再出血,尽早采取措施预防、控制各种并发症。②掌握时机尽早行DSA检查,如发现动脉瘤及动静脉畸形，应尽早行血管介入、手术治疗。

（一）一般处理

绝对卧床护理 4～6 周，避免情绪激动和用力排便，防治剧烈咳嗽，烦躁不安时适当应用止咳剂、镇静剂；稳定血压，控制癫痫发作。对于血性脑脊液伴脑室扩大者，必要时可行脑室穿刺和体外引流，但应掌握引流速度要缓慢。发病后应密切观察 GCS，注意心电图变化，动态观察局灶性神经体征变化和进行脑功能监测。

（二）防止再出血

二次出血是本病的常见现象，故积极进行药物干预对防治再出血十分必要。蛛网膜下腔出血急性期脑脊液纤维素溶解系统活性增高，第 2 周开始下降，第 3 周后恢复正常。因此，选用抗纤维蛋白溶解药物抑制纤溶酶原的形成，具有防治再出血的作用。

1.6-氨基己酸

为纤维蛋白溶解抑制剂，可阻止动脉瘤破裂处凝血块的溶解，又可预防再破裂和缓解脑血管痉挛。每次 8～12 g 加入 10%葡萄糖盐水 500 mL 中静脉滴注，每天 2 次。

2.氨甲苯酸

又称抗血纤溶芳酸，能抑制纤溶酶原的激活因子，每次200～400 mg，溶于葡萄糖注射液或0.9%氯化钠注射液 20 mL 中缓慢静脉注射，每天 2 次。

3.氨甲环酸

为氨甲苯酸的衍化物，抗血纤维蛋白溶酶的效价强于前两种药物，每次 250～500 mg 加入 5%葡萄糖注射液 250～500 mL 中静脉滴注，每天 1～2 次。

但近年的一些研究显示抗纤溶药虽有一定的防止再出血作用，但同时增加了缺血事件的发生，因此不推荐常规使用此类药物，除非凝血障碍所致出血时可考虑应用。

（三）降颅压治疗

SAH 可引起颅内压升高、脑水肿，严重者可出现脑疝，应积极进行脱水降颅压治疗，主要选用 20%甘露醇静脉滴注，每次 125～250 mL，2～4 次/天；呋塞米入小壶，每次 20～80 mg，2～4 次/天；清蛋白 10～20 g/d，静脉滴注。药物治疗效果不佳或疑有早期脑疝时，可考虑脑室引流或颞肌下减压术。

(四)防治脑血管痉挛及迟发性缺血性神经功能缺损

目前认为脑血管痉挛引起迟发性缺血性神经功能缺损(delayed ischemic neurological deficit,DIND)是动脉瘤性SAH最常见的死亡和致残原因。钙通道阻滞剂可选择性作用于脑血管平滑肌,减轻脑血管痉挛和DIND。常用尼莫地平,每天10 mg(50 mL),以每小时2.5～5.0 mL速度泵入或缓慢静脉滴注,5～14天为1个疗程;也可选择尼莫地平,每次40 mg,每天3次,口服。国外报道高血压-高血容量-血液稀释(hypertension-hypervolemia-hemodilution,3H)疗法可使大约70%的患者临床症状得到改善。有数个报道认为与以往相比,3H疗法能够明显改善患者预后。增加循环血容量,提高平均动脉压(MAP),降低血细胞比容(HCT)至30%～50%,被认为能够使脑灌注达到最优化。3H疗法必须排除已存在脑梗死、高颅压,并已夹闭动脉瘤后才能应用。

(五)防治急性脑积水

急性脑积水常发生于病后1周内,发生率为9%～27%。急性阻塞性脑积水患者脑CT显示脑室急速进行性扩大,意识障碍加重,有效的疗法是行脑室穿刺引流和冲洗。但应注意防止脑脊液引流过度,维持颅内压在2.0～4.0 kPa(15～30 mmHg),因过度引流会突然发生再出血。长期脑室引流要注意继发感染(脑炎、脑膜炎),感染率为5%～10%。同时常规应用抗生素防治感染。

(六)低钠血症的治疗

抗利尿激素分泌失调综合征的治疗原则主要是纠正低血钠和防止体液容量过多。可限制液体摄入量,1天摄入500～1 000 mL,使体内水分处于负平衡以减少体液过多与尿钠丢失。注意应用利尿剂和高渗盐水,纠正低血钠与低渗血症。当血浆渗透压恢复,可给予5%葡萄糖注射液维持,也可用抑制ADH药物,地美环素1～2 g/d,口服。

脑性耗盐综合征的治疗主要是维持正常水盐平衡,给予补液治疗。可静脉或口服等渗或高渗盐液,根据低钠血症的严重程度和患者耐受程度单独或联合应用。高渗盐液补液速度以每小时0.7 mmol/L,24小时＜20 mmol/L为宜。如果纠正低钠血症速度过快可导致脑桥脱髓鞘病,应予特别注意。

(七)外科治疗

经造影证实有动脉瘤或动静脉畸形者,应争取手术或介入治疗,根除病因防止再出血。

1.显微外科

夹闭颅内破裂的动脉瘤是消除病变并防止再出血的最好方法，而且动脉瘤被夹闭，继发性血管痉挛就能得到积极有效的治疗。一般认为 Hunt-Hess 分级Ⅰ～Ⅱ级的患者应在发病后 48～72 小时内早期手术。应用现代技术，早期手术已经不再难以克服。一些神经血管中心富有经验的医师已经建议给低评分的患者早期手术，只要患者的血流动力学稳定，颅内压得以控制即可。对于神经状况分级很差和/或伴有其他内科情况，手术应该延期。对于病情不太稳定、不能承受早期手术的患者，可选择血管内治疗。

2.血管内治疗

选择适合的患者行血管内放置 Guglielmi 可脱性弹簧圈，已经被证实是一种安全的治疗手段。近年来，一般认为治疗指征为手术风险大或手术治疗困难的动脉瘤。

七、预后与预防

(一)预后

临床常采用 Hunt 和 Kosnik 修改的 Botterell 的分级方案，对预后判断有帮助。Ⅰ～Ⅱ级患者预后佳，Ⅳ～Ⅴ级患者预后差，Ⅲ级患者介于两者之间。

首次 SAH 的死亡率为 10%～25%。死亡率随着再出血递增。再出血和脑血管痉挛是导致死亡和致残的主要原因。SAH 的预后与病因、年龄、动脉瘤的部位、瘤体大小、出血量、有无并发症、手术时机选择及处置是否及时、得当有关。

(二)预防

SAH 病情常较危重，死亡率较高，尽管不能从根本上达到预防目的，但对已知的病因应及早积极对因治疗，如控制血压、戒烟、限酒，以及尽量避免剧烈运动、情绪激动、过劳、用力排便、剧烈咳嗽等；对于长期便秘的个体应采取辨证论治思路长期用药(如麻仁润肠丸、芪蓉润肠口服液、香砂枳术丸、越鞠保和丸等)；情志因素常为本病的诱发因素，对于已经存在脑动脉瘤、动脉血管夹层或烟雾病的患者，保持情绪稳定至关重要。

不少尸检材料证实，患者生前曾患动脉瘤但未曾破裂出血，说明存在危险因素并不一定完全会出血，预防动脉瘤破裂有着非常重要的意义。应当强调的是，SAH 常在首次出血后 2 周再次发生出血且常常危及生命，故对已出血患者积极

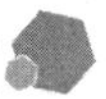

采取有效措施进行整体调节并及时给予恰当的对症治疗，对预防再次出血至关重要。

第二节　急性吉兰-巴雷综合征

吉兰-巴雷综合征(Guillain-Barré syndrome，GBS)是一种由多种因素诱发，通过免疫介导而引起的自身免疫性脱髓鞘性周围神经病，原称格林-巴利综合征。1916年，Guillain、Barré、Strohl报道了2例急性瘫痪的士兵，表现运动障碍、腱反射消失、肌肉压痛、感觉异常，无客观感觉障碍，并首次提出该病会出现脑脊液蛋白-细胞分离现象，经病理检查发现与1859年Landry报道的“急性上升性瘫痪”的病理改变非常相似。因此，称为兰兑-吉兰-巴雷-斯特尔综合征。

急性炎性脱髓鞘性多发性神经病(acute inflammatory demyelinating polyneuropathy，AIDP)是最早被认识的经典GBS，也是当今世界多数国家最常见的一种类型，又称急性炎性脱髓鞘性多发性神经根神经炎、急性感染性多发性神经根神经炎、急性感染性多发性神经病、急性特发性多发性神经根神经炎、急性炎性多发性神经根炎。病理特点是周围神经炎症细胞浸润、节段性脱髓鞘。临床主要表现为对称性弛缓性四肢瘫痪，可累及呼吸肌致呼吸肌麻痹而危及生命；脑脊液呈蛋白-细胞分离现象等。

该病在世界各地均有发病，其发病率在多数国家是0.4/10万～2.0/10万。1984年，我国21省农村24万人口调查中，GBS的年发病率为0.8/10万。1993年，北京郊区两县98万人口采用设立监测点进行前瞻性监测，其年发病率为1.4/10万。多数学者报道GBS发病无季节倾向，但我国河北省石家庄地区多发生于夏、秋季，并有数年1次流行趋势，或出现丛集发病。

一、病因与发病机制

有关GBS的病因及发病机制目前仍不十分明确，但经研究已取得较大进展。

(一)病因

1.感染因素

流行病学资料提示发病前的前驱非特异性感染，是促发GBS的重要因素。

如 Hutwitz(1983)报道 1 034 例 GBS,约有 70%的患者在发病前 8 周内有前驱感染因素,其中呼吸道感染占 58%,胃肠道感染占 22%,二者同时感染占 10%。前驱感染的主要病原体:①空肠弯曲菌。Rhodes(1982)首先注意到 GBS 与空肠弯曲菌感染有关。Hughes(1997)提出空肠弯曲菌感染常与急性运动轴索性神经病有关。在我国和日本,42%~76%的 GBS 患者血清中空肠弯曲菌特异性抗体增高。空肠弯曲菌是革兰阴性微需氧弯曲菌,是引起人类腹泻的常见致病菌之一,感染潜伏期为 24~72 小时,腹泻开始为水样便,以后出现脓血便,高峰期为 24~48 小时,约 1 周恢复。GBS 患者常在腹泻停止后发病。②巨细胞病毒是欧洲和北美洲地区 GBS 的主要前驱感染病原体。研究证明巨细胞病毒感染与严重感觉型 GBS 有关,发病症状严重,常出现呼吸肌麻痹,脑神经及感觉神经受累多见。③其他病毒,如EB 病毒、肺炎支原体、乙型肝炎病毒(HBV)、水痘-带状疱疹病毒、单纯疱疹病毒、麻疹病毒、流行性感冒病毒、腮腺炎病毒、柯萨奇病毒、甲型肝炎病毒等。新近研究又发现屡有流感嗜血杆菌、幽门螺杆菌等感染与 GBS 发病有关。还有人类免疫缺陷病毒与 GBS 的关系也越来越受到关注。但是,研究发现人群中经历过相同病原体前驱感染,仅有少数人发生 GBS,又如流行病学调查发现,许多人即使感染了空肠弯曲菌也不患 GBS,提示感染因素不是唯一的病因,可能还与存在遗传易感性个体差异有关。

2.遗传因素

目前,认为 GBS 的发生是具有某种易感基因的人群感染后引起的自身免疫性疾病。国外学者报道 GBS 与人类白细胞抗原(HLA)基因分型(如 *HLA-DR* 3、*DR* 2、*DQBI* 、*B* 35)相关联;有研究者对 31 例 AIDS、33 例急性运动轴索性神经病(acute motor axonal neuropathy,AMAN)患者易感性与人白细胞抗原(HLA)-A、B 基因分型关系的研究,发现 *HLA-A* 33 与 AIDP 易患性相关联;*HLA-B* 15、*B* 35 与 AMAN 易患性相关联;郭力等发现 *HLA-DR* 16 和 *DQ* 5 与 GBS 易患性相关,而且不同 GBS 亚型 HLA 等位基因分布不同。还发现在 GBS 患者携带 *TNF*2 等位基因频率、*TNF*1/2 和 *TNF*2/2 的基因频率都显著高于健康对照组,说明携带 *TNF* 2 等位基因的个体较不携带者发生 GBS 的危险性增加,编码 *TAFa* 基因位于人类 6 号染色体短臂上(6p21 区),HLA-Ⅲ类基因区内,因 *TAFa* 基因多个位点具有多态性,转录起始位点为上游第 308 位(−308 位点),故提示 *TAFa* 基因启动子-308G-A 的多态性与 GBS 的遗传易感性相关。所以,患者遗传素质可能决定个体对 GBS 的易感性。

3.其他因素

有报道患者发病前有疫苗接种史、外伤史、手术史等，还有人报道因其他疾病用免疫抑制剂治疗发生 GBS；也有患有其他自身免疫性疾病者合并 GBS 的报道。

(二)发病机制

目前，主要针对其自身免疫机制进行了较深入研究。

1.分子模拟学说

如果感染的微生物或寄生虫等生物性因子的某些抗原成分的结构与宿主自身组织的表位相似或相同，便可通过交叉反应启动自身免疫性疾病的发生，这种机制在免疫学称为“分子模拟”。该学说是目前解释 GBS 与感染因子之间关系的主要理论依据。机体感染细菌或病毒后，由于它们与机体神经组织有相同的表位，针对感染原的免疫应答的同时，发生错误的免疫识别，通过抗原抗体交叉反应导致自身神经组织的免疫损伤，则引起 GBS 的发生。如空肠弯曲菌的菌体外膜上脂多糖(LPS)结构与人类周围神经神经节苷脂的结构相似，当易患宿主感染空肠弯曲菌后，产生保护性免疫反应消除感染的同时，也发生错误的免疫识别，激活了免疫细胞产生抗神经结苷脂自身抗体，攻击有共同表位的周围神经组织，导致周围神经纤维髓鞘脱失，干扰神经传导，而形成 GBS 的临床表现。又如研究发现，乙型肝炎表面抗原(HBsAg)分子的氨基酸序列中有一段多肽与人类及某些试验动物的周围神经髓鞘碱性蛋白分子的氨基酸序列中某段多肽完全相同，以此段多肽来免疫动物，可引起试验动物的周围神经病；某些个体感染了 HBV，HBsAg 分子中的某段多肽，刺激机体免疫系统产生细胞免疫及体液免疫应答，以攻击、排斥此段多肽；因人的周围神经髓鞘碱性蛋白分子中有与此段多肽完全相同的多肽段，于是机体发生错误的免疫识别，也启动攻击周围神经髓鞘碱性蛋白分子中的此段多肽的自身免疫，导致周围神经髓鞘脱失而发生 GBS。

2.试验性自身免疫性神经炎动物模型研究

通过注射、口服或吸入抗原致敏，以及免疫细胞被动转移诱发等造成自身免疫性神经炎。如用牛 P2 蛋白免疫 Lewis 大鼠可诱发典型自身免疫性神经炎。其病理表现为周围神经、神经根节段性脱髓鞘及炎症反应，在神经根的周围可见到单核细胞及巨噬细胞浸润，自主神经受累，严重者可累及轴索。把自身免疫性神经炎大鼠抗原特异性细胞被动转移给健康 Lewis 大鼠，经4～5 天潜伏期后可发生自身免疫性神经炎。自身免疫性神经炎与 GBS 两者的临床表现及病理改变相似，均提示 GBS 是一种主要以细胞免疫为介导的疾病。但研究发现，将 P2

抗体(EAN动物的血清)直接注射到健康动物的周围神经亦可引起神经传导阻滞及脱髓鞘，提示体液因子也参与免疫病理过程。

3.细胞因子与GBS发病的研究

细胞因子在GBS发病中起至关重要的作用：①干扰素-γ(IFN-γ)是主要由Th1细胞分泌的一种多效性细胞因子，能显著增加抗原呈递细胞表达等作用，与神经脱髓鞘有关。因病毒感染，伴随产生的IFN-γ，引起血管内皮细胞、巨噬细胞、施万细胞的MHC-Ⅱ型抗原表达。活化的巨噬细胞可直接吞噬或通过分泌炎症介质引起髓鞘脱失，是致病的关键性因子。②肿瘤坏死因子-α(TNF-α)是由巨噬细胞和抗原激活的T细胞分泌，是引起炎症、自身免疫性组织损伤及选择性损害周围神经髓鞘的介质。GBS患者急性期血清TNF-α质量浓度增高，且增高的程度与病变的严重程度相关，当患者康复时血清TNF-α质量浓度亦恢复正常。③白细胞介素-2(IL-2)是由活化的T细胞分泌，能刺激T细胞增殖分化，激活T细胞合成更多的IL-2及IFN-γ、TNF-α等细胞因子，促发炎症反应。④IL-12是由活化的单核-巨噬细胞、B细胞等产生，IL-12诱导$CD4^+$ T细胞分化为Th1细胞并使其增殖、合成IFN-γ、TNF-α、IL-2等，使促炎细胞因子合成增加；同时IL-12抑制$CD4^+$ T细胞分化为Th2细胞而合成IL-4、IL-10，使IL-4、IL-10免疫下调因子合成减少。IL-12在GBS中的致病作用可能是使IFN-γ、TNF-α、IL-2等炎细胞因子合成增加，使IL-4、IL-10免疫下调因子合成减少，最终促使神经脱髓鞘、轴索变性而发病。⑤白细胞介素-6(IL-6)是由T细胞或非T细胞产生的一种多功能的细胞因子。IL-6的一个主要的生物学功能是促使B细胞增殖、分化并产生抗体。IL-6对正常状态的B细胞无增殖活性，但可促进病毒感染的B细胞增殖，促进抗体产生。IL-6在GBS发病中通过激发B细胞产生致病的抗体而发病。⑥白细胞介素-18(IL-18)主要由单核-巨噬细胞产生，启动免疫级联反应，使各种炎症细胞、细胞因子及其炎症介质释放，进入周围神经组织中引起一系列免疫病理反应，导致髓鞘脱失。总之，这一类细胞因子(TNF-α、IFN-γ、IL-2、IL-6、IL-12、IL-18等)是促炎因子，与GBS发病及病情加重有关。

另一类细胞因子对GBS具有调节免疫、减轻炎症性损害、终止免疫病理反应、促进髓鞘修复等作用：①白细胞介素-4(IL-4)是由Th2细胞分泌的一种B细胞生长因子和免疫调节剂，可下调Th1细胞的活性，在疾病的发展中起免疫调节作用，可抑制GBS的发生。②白细胞介素-10(IL-10)是由Th2细胞分泌，能抑制Th1细胞、单核-巨噬细胞合成TNF-α、TNF-γ、IL-2等致炎因子，是一种免疫抑制因子，有助于脱髓鞘的修复，则GBS患者症状减轻。③白细胞介素-13

(IL-13)是由活化的 Th2 细胞分泌的,具有免疫抑制和免疫调节作用,能抑制单核-巨噬细胞产生多种致炎因子和趋化因子,从而具有显著抗炎作用。④干扰素-β(IFN-β)是由成纤维细胞产生,具有抗病毒、抗细胞增殖和免疫调节作用,能减轻组织损伤,有利于疾病的恢复。故细胞因子如 IL-4、IL-10、IL-13、TGF-β 等是抑炎细胞因子,与 GBS 临床症状缓解有关。

总之,细胞因子在 GBS 的发病过程中起至关重要的作用,促炎症细胞因子如 TNF-α、IFN-γ、IL-2、IL-6、IL-12、IL-18 等与 GBS 发病及病情加重有关,对 GBS 的发病起促进作用;抑炎症细胞因子 IL-4、IL-10、IL-13、TGF-β 等可下调炎症反应,有利于机体的恢复。促炎症细胞因子和抑炎症细胞因子两者在人体内的平衡情况影响着 GBS 的发生、发展和转归。

目前研究较公认的 GBS 发生是因某些易感基因的人群感染(如空肠弯曲菌)后,经过一段潜伏期,机体产生抗原成分(抗空肠弯曲菌)的抗体后发生交叉反应,抗体作用于靶位导致神经组织脱髓鞘和功能改变而致病。有报道 IgM 型 CM1 抗体与空肠弯曲菌近期感染有关,空肠弯曲菌感染后可通过 CM1 样结构发生交叉反应导致神经组织结构和功能的改变。李松岩报道 CM1IgG 抗体与 AMAN 及 AIDP 均相关。该抗体的产生机制可能为空肠弯曲菌及其脂多糖具有与人类神经节苷脂类似的结构,因而针对细菌的免疫反应产生了自身抗体,抗体攻击神经组织髓鞘,致使髓鞘破坏而引起发病。研究发现,在髓鞘裂解处及神经膜上有 IgG、IgM 和 C3 的沉积物,而血清中补体减少。补体 C3 降低提示补体参与免疫过程,该抗原抗体反应同时在补体参与及细胞因子的协同作用下发生 GBS。

综上所述,GBS 的发病,感染为始动因素,细胞免疫介导、细胞因子网络之间的调节紊乱和体液免疫等共同参与导致免疫功能障碍,促使周围神经髓鞘脱失而发生自身免疫性疾病。

二、临床表现

半数以上的患者在发病前数天或数周曾有感染史,以上呼吸道及胃肠道感染较为常见,或有其他病毒感染性疾病发生,或有疫苗接种史、手术史等。多以急性或亚急性起病。一年四季均可发病,但以夏秋季(6～10 月约占 75.4%)为多发;男女均可发病,男女之比 1.4∶1;任何年龄均可发病,但以 30 岁以下者最多。国内报道儿童和青少年为 GBS 发病的两个高峰。

(一)症状与体征

1.运动障碍

首发症状常为双下肢无力,从远端开始逐渐向上发展,四肢呈对称性弛缓性瘫痪,下肢重于上肢,近端重于远端,亦有远端重于近端者。轻者尚可行走,重者四肢完全性瘫痪,肌张力低,腱反射减弱或消失,部分患者有轻度肌萎缩。长期卧床可出现失用性肌萎缩。GBS患者呈单相病程,发病4周后肌力开始恢复,一般无复发-缓解。急性重症患者对称性肢体无力,在数天内从下肢上升至躯干、上肢或累及支配肋间及膈肌的神经,导致呼吸肌麻痹,称为上升性麻痹,表现除四肢弛缓性瘫痪外,有呼吸困难、说话声音低、咳嗽无力、缺氧、发绀,严重者可因完全性呼吸肌麻痹,而丧失自主呼吸。

2.脑神经损害

舌咽-迷走神经受损较为常见,表现吞咽困难、饮水呛咳、构音障碍、咽反射减弱或消失等;其次是面神经受损,表现为周围性面瘫;动眼神经亦可受累,表现眼球运动受限;三叉神经受累,表现为张口困难及面部感觉减退。总的来说,单发脑神经受损较少,多与脊神经同时受累。

3.感觉障碍

发病后多有肢体感觉异常,如麻木、蚁行感、烧灼感、针刺感及不适感等。客观感觉障碍不明显,或有轻微的手套样、袜套样四肢末端感觉障碍,少数人有位置觉障碍及感觉性共济失调。常有直腿抬高试验阳性及腓肠肌压痛。

4.自主神经障碍

皮肤潮红或苍白,多汗,四肢末梢发凉,血压升高或降低,心动过速或过缓,尿潴留或尿失禁等。

5.其他

少数患者有精神症状,或有头疼、呕吐、视盘水肿,或一过性下肢病理征,或有脑膜刺激征等。

(二)GBS变异型

1.急性运动轴索性神经病(AMAN)

免疫损伤主要的靶位是脊髓前根和运动神经纤维的轴索,导致轴索损伤,或免疫复合物结合导致轴索功能阻滞,病变多集中于周围神经近段或末梢,髓鞘相对完整无损,无明显的炎症细胞浸润,多伴有血清抗神经节苷脂GM1、GM1b、GD1a或Ga1Nac-CD1a抗体滴度增高。

AMAN的病因及发病机制不清，目前认为与空肠弯曲菌感染有关。据报道GBS发病前空肠弯曲菌感染率美国为4%、英国为26%、日本为41%、中国为51%或66%。病变以侵犯神经远端为主，临床表现主要为肢体瘫痪，无感觉障碍症状，病情严重者发病后迅速出现四肢瘫痪，伴有呼吸肌受累。早期出现肌萎缩者，预后相对不好。年轻患者神经功能恢复较好。本型流行病学特点是儿童多见，夏秋季多见，农村多见。

2.急性运动感觉性轴索型神经病

急性运动感觉性轴索型神经病也称暴发轴索型GBS。免疫损伤主要的靶位在轴索，但同时波及脊髓前根和背根，以及运动和感觉纤维。临床表现病情大多严重，恢复缓慢，预后较差。患者常有血清抗GM1、GM1b或GD1a抗体滴度增高。此型不常见，约占GBS的10%以下。

3.米勒-费希尔综合征

米勒-费希尔综合征简称费希尔综合征。此型约占5%，以急性或亚急性发病。临床表现以眼肌麻痹、共济失调和腱反射消失三联征为特点，无肢体瘫，若伴有肢体肌力减低也极轻微。部分电生理显示受累神经同时存在髓鞘脱失、炎症细胞浸润和轴索传导阻滞，患者常有血清抗GQ1b抗体滴度增高。呈单相性病程，病后2～3周或数月内大多数患者可自愈。

4.复发型急性炎性脱髓鞘性多发性神经根神经病

复发型急性炎性脱髓鞘性多发性神经根神经病是AIDP患者数周至数年后复发，5%～9%的AIDP患者有1次以上的复发。复发后治疗仍有效。但恢复不如第一次完全，有少数复发患者呈慢性波动性进展病程，变成慢性型GBS。

5.纯感觉型GBS

表现为四肢对称性感觉障碍和疼痛，感觉性共济失调，伴有肢体无力，电生理检查符合脱髓鞘性周围神经病，病后5～14个月肌无力恢复良好。

6.多数脑神经型GBS

多数脑神经型GBS是GBS伴多数运动性脑神经受累。

7.全自主神经功能不全型GBS

全自主神经功能不全型GBS是以急性或亚急性发作的单纯全自主神经系统功能失调综合征，病前有感染史。表现为全身无汗、口干、皮肤干燥、便秘、排尿困难、直立性低血压、阳痿等，无感觉障碍和瘫痪。病程呈单相性，预后良好。

(三)常与多种疾病伴发

1.心血管功能紊乱

GBS患者可伴有心律失常,心电图ST段改变;血压升高或降低;并发心肌炎、心源性休克等。经追踪观察,随神经功能恢复心电图变化也随之好转。学者们认为是交感神经脱髓鞘或交感神经节的病损所致;还有学者认为是血管活性物质儿茶酚胺和肾上腺素升高所致。因心功能障碍可致心搏骤停,故对重症GBS患者要心功能监护。

2.甲状腺功能亢进症

甲状腺功能亢进症与GBS两者是伴发还是继发尚不清楚,两者均与自身免疫功能失调有关,故伴发可能性大。

3.流行性出血热

有报道流行性出血热与GBS伴发。GBS是感染后激发免疫反应致周围神经脱髓鞘病;流行性出血热是由汉坦病毒感染的自然疫源性疾病,尚未见GBS感染该病毒的报道,有待进一步观察研究。

4.其他

临床报道还有GBS与钩端螺旋体病、伤寒、支原体肺炎、流行性腮腺炎、白血病、神经性肌强直、低血钾、多发性肌炎等伴发,都有待临床观察研究。

(四)临床分型

《中华神经精神科杂志》编委会于1993年10月召开GBS研讨会,会议以Asbury AK(1990)发表的标准,结合国情制定我国GBS临床分型标准(表2-3)。

表2-3　GBS临床分型

(1)轻型:四肢肌力3度以上,可独立行走
(2)中型:四肢肌力3度以下,不能独立行走
(3)重型:第Ⅸ、Ⅹ对脑神经和其他脑神经麻痹。不能吞咽,同时四肢无力到瘫痪,活动时有轻度呼吸困难,但不需要气管切开行人工呼吸
(4)极重型:在数小时至2天,发展到四肢瘫痪,吞咽不能,呼吸机麻痹,必须立即气管切开行人工呼吸,伴有严重心血管功能障碍或暴发型并入此型
(5)再发型:数月(4～6个月)至10多年可有多次再发,轻重如上述症状,应加倍注意,往往比首发重,可由轻型直到极重型症状
(6)慢性型或慢性炎症脱髓鞘多发性神经病:由两月至数月乃至数年缓慢起病,经久不愈,脑神经受损少,四肢肌肉萎缩明显,脑脊液蛋白含量持续增高
(7)变异型:纯运动型GBS;感觉型GBS;多脑神经型GBS;纯自主神经功能不全型GBS;其他还有Fisher综合征、少数GBS伴一过性锥体束征和伴小脑共济失调等

三、辅助检查

(一)脑脊液检查

1.蛋白、细胞分离

病初期蛋白含量与细胞数均无明显变化,1 周后蛋白含量开始增高,病后 4～6 周达高峰,最高可达 10 g/L,一般为 1～5 g/L。蛋白含量高低与病情不呈平行关系。在疾病过程中,细胞数多为正常,有少数可轻度增高,表现蛋白-细胞分离现象。

2.免疫球蛋白含量升高

脑脊液中 IgG、IgM、IgA 含量明显升高,可出现寡克隆 IgG 带,阳性率在 70%以上。

(二)血液检查

1.血常规

白细胞多数正常,部分患者中等多核白细胞增多,或核左移。

2.外周血

T 淋巴细胞亚群异常,急性期患者抑制 T(Ts)细胞减少,辅助 T(Th)细胞与 Ts 之比(Th/Ts)升高。

3.血清免疫球蛋白含量升高

血清中 IgG、Ig M、IgA 等含量均明显升高。

(三)电生理检查

1.肌电图

约有 80%的患者神经传导速度减慢,运动神经传导速度减慢更明显,常有神经传导潜伏期延长,F 波的传导速度减慢。当临床症状消失后,神经传导速度仍可减慢,可持续几个月或更长时间。此项检查可预测患者的预后情况。

2.心电图

多数患者的心电图正常,部分患者出现 ST 段降低、T 波低平、窦性心动过速,以及心肌劳损、传导阻滞、心房颤动等表现。

四、诊断与鉴别诊断

(一)诊断

根据如下表现,典型病例诊断并不困难:①儿童与青少年多发;②病前多有上呼吸道或胃肠道感染或疫苗接种史；③急性或亚急性起病；④表现双下肢或四肢无力，对称性弛缓性瘫痪，腱反射减弱或消失；⑤可有脑神经受损；⑥多有感觉异常；⑦脑脊液有蛋白-细胞分离现象等。

《中华神经精神科杂志》编委会于1993年10月召开GBS研讨会，会议以Asbury AK(1990)发表的标准，结合国情制定我国GBS诊断标准(表2-4)。

表2-4　GBS的基本诊断标准

(1)进行性肢体力弱，基本对称，少数也可不对称，轻则下肢无力，重则四肢瘫，包括躯体瘫痪、延髓麻痹、面肌以至眼外肌麻痹，最严重的是呼吸肌麻痹
(2)腱反射减弱或消失，尤其是远端常消失
(3)起病迅速，病情呈进行性加重，常在数天至一两周达高峰，到第4周停止发展，稳定，进入恢复期
(4)感觉障碍主诉较多，客观检查相对较轻，可呈手套样、袜子样感觉异常或无明显感觉障碍，少数有感觉过敏，神经干压痛
(5)脑神经受损以舌咽神经、迷走神经、面神经多见，其他脑神经也可受损，但视神经、听神经几乎不受累
(6)可合并自主神经功能障碍，如心动过速、高血压、低血压、血管运动障碍、出汗多，可有一时性排尿困难等
(7)病前1～3周约半数有呼吸道、肠道感染，不明原因发热、水痘、带状疱疹、腮腺炎、支原体、疟疾等，或淋雨受凉、疲劳、创伤、手术等
(8)发病后2～4周进入恢复期，也可迁延至数月才开始恢复
(9)脑脊液检查，白细胞数常少于10×10^6/L，1～2周蛋白含量增高，呈蛋白-细胞分离现象，如细胞数超过10×10^6/L，以多核为主，则需排除其他疾病。细胞学分类以淋巴细胞、单核细胞为主，并可出现大量吞噬细胞
(10)电生理检查，病后可出现神经传导速度明显减慢，F反应近端神经干传导速度减慢

(二)鉴别诊断

1.多发性周围神经病

(1)缓慢起病。

(2)感觉神经、运动神经、自主神经同时受累，远端重于近端。

(3)无呼吸肌麻痹。

(4)无神经根刺激征。

(5)脑脊液正常。

(6)多能查到病因，如代谢障碍、营养缺乏、药物中毒，或有重金属及化学药品接触史等。

2.低钾型周期麻痹

(1)急性起病，四肢瘫痪，近端重、远端轻，下肢重、上肢轻。

(2)有反复发作史或家族史，病前常有过饱、过劳、饮酒史。

(3)无脑神经损害，无感觉障碍。

(4)脑脊液正常。

(5)发作时可有血清钾低。

(6)心电图出现 QT 间期延长，ST 段下移，T 波低平或倒置，可出现宽大的 U 波或 T 波、U 波融合等低钾样改变。

(7)补钾后症状迅速改善。

3.全身型重症肌无力

(1)四肢无力，晨轻夕重，活动后加重，休息后症状减轻。

(2)无感觉障碍。

(3)常有眼外肌受累，表现上眼睑下垂、复视等。

(4)新斯的明试验或疲劳试验阳性。

(5)肌电图重复刺激波幅减低。

(6)脑脊液正常。

4.急性脊髓炎

(1)先驱症状发热。

(2)急性起病，数小时或数天达高峰。

(3)脊髓横断性损害，有明显的节段性感觉平面，有传导束性感觉障碍，脊髓休克期后应出现上单位瘫。

(4)括约肌症状明显。

(5)脑脊液多正常，或有轻度的细胞数和蛋白含量增多。

5.急性脊髓灰质炎

患者常未服或未正规服用脊髓灰质炎疫苗：①起病时常有发热；②急性肢体弛缓性瘫痪，多为节段性，瘫痪肢体多明显不对称；③无感觉障碍，肌萎缩出现较早；④脑脊液蛋白含量和细胞数均增多；⑤肌电图呈失神经支配现象，运动神经传导速度可正常，或有波幅减低。

6.多发性肌炎

(1)常有发热、皮疹、全身不适等症状。

(2)全身肌肉广泛受累，以近端多见，表现酸疼无力。

(3)无感觉障碍。

(4)血常规白细胞计数增高、红细胞沉降率快。

(5)血清肌酸激酶、醛缩酶和丙氨酸氨基转移酶明显增高。

(6)肌电图示肌源性改变。

(7)病理活检示肌纤维溶解断裂,炎细胞浸润,毛细血管内皮细胞增厚。

7.血卟啉病

(1)急性发作性弛缓性瘫痪。

(2)急性腹痛伴有恶心、呕吐。

(3)有光感性皮肤损害。

(4)尿呈琥珀色,暴露在日光下呈深黄色。

8.肉毒中毒

(1)有进食物史,如食用家制豆腐乳、豆瓣酱后发病,且与同食者一起发病。

(2)有眼肌麻痹、吞咽困难、呼吸肌麻痹、心动过缓等。

(3)肢体瘫痪轻。

(4)感觉无异常。

(5)脑脊液正常。

9.脊髓肿瘤

(1)起病缓慢。

(2)常有单侧神经根痛,后期可双侧持续痛。

(3)早期一般来说病侧肢体无力,后期双侧受损或出现脊髓横断性损害。

(4)腰椎穿刺椎管梗阻。

(5)脊髓 MRI 检查可显示占位性病变。

五、治疗

(一)一般治疗

由于 GBS 病因及发病机制不清,目前尚无特效治疗,但 GBS 的病程自限,如能精心护理及给予恰当的支持治疗,一般预后良好。急性期患者需要及时住院观察病情变化,GBS 最严重和危险的情况是发生呼吸肌麻痹,所以要严密监控患者的自主呼吸;新入院患者病情尚未得到有效控制,尤其需要观察有无呼吸肌麻痹的早期症状,如通过询问患者呼吸是否费力,有无胸闷、气短,能否吞咽及咳嗽等;观察患者的精神状态、面色改变等可了解其呼吸情况。同时:①加强口腔护理,常拍背,有痰要及时吸痰,或体位引流,清除口腔内分泌物,保持呼吸道畅通,预防呼吸道感染;②对重症患者应进行心肺功能监测,发现病情变化及时处置,如呼吸肌麻痹则及时抢救,尽早使用呼吸器,是减少病死率的关键;③有吞咽困难者应尽早鼻饲,防止食物流入气管内而窒息或引起肺部感染;④瘫痪肢体

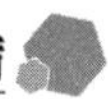

要保持功能位，适当进行康复训练，防止肌肉萎缩，促进瘫痪肢体的功能恢复；⑤定时翻身，受压部位要经常给予按摩，改善局部的血液循环，预防压疮。

（二）呼吸肌麻痹抢救

呼吸肌麻痹表现：①患者说话声音低，咳嗽无力；②呼吸困难或矛盾呼吸（当肋间肌麻痹时吸气时腹部下陷）。

1.呼吸肌麻痹的处理

当患者有轻度呼吸肌麻痹时，首先是口腔护理，及时清除口腔内分泌物，湿化呼吸道，用蒸汽吸入或超声雾化，2～4 次/天。每次 20 分钟，可降低痰液黏稠度，有利痰液的排出。对重症 GBS 患者要床边监护，每 2 小时测量呼吸量，当潮气量＜1 000 mL 时或患者连续读数字不超过 4 时，说明换气功能不好，患者已血氧不足、二氧化碳潴留，需及时插管行人工呼吸。

2.应用人工呼吸机的指标

（1）患者呼吸浅、频率快、烦躁不安等呼吸困难，四肢末梢轻度发绀有缺氧。

（2）检测二氧化碳分压达 8.0 kPa（60 mmHg）以上。

（3）氧分压低于 6.5 kPa（50 mmHg）或动脉 pH 在 7.3 及以下时，均提示有缺氧和二氧化碳潴留，要尽快使用人工辅助呼吸纠正乏氧。

3.停用人工呼吸机的指征

（1）患者神经系统症状改善，呼吸功能恢复正常。

（2）平静呼吸时矛盾呼吸基本消失。

（3）肺通气功能维持正常生理需要。

（4）肺部炎症基本控制。

（5）血气分析正常。

（6）间断停用呼吸器无缺氧现象。

（7）已达 24 小时以上的正常自主呼吸。

4.气管切开插管的指征

（1）GBS 患者发生呼吸肌麻痹。

（2）或伴有舌咽神经、迷走神经受累。

（3）或伴有肺部感染，患者咳嗽无力，呼吸道分泌物排出有困难时，应及时行气管切开，保持呼吸道畅通。气管切开后要严格执行气管切开护理规范。

5.拔管指征

（1）患者有正常的咳嗽反射。

（2）口腔内痰液能自行咳出。

(3)深吸气时无矛盾呼吸。

(4)肺部炎症已控制。

(5)吞咽功能已恢复。

(6)血气分析正常。

(三)静脉注射免疫球蛋白

1.免疫球蛋白治疗 GBS 的机制有多种解释

(1)通过 IgG 的 Fc 段封闭靶细胞 Fc 受体,阻断抗原刺激和自身免疫反应。

(2)通过 IgG 的 Fab 段结合抗原,防止产生自身抗体,或与免疫复合物中抗原结合,更易被巨噬细胞清除。

(3)中和循环中的抗体,可影响 T、B 细胞的分化及成熟,抑制白细胞免疫反应及炎症细胞因子的产生等。

2.临床应用指征

(1)急性进展期不超过 2 周,且独立行走不足 5 m 的 GBS 患者。

(2)使用其他疗法后,病情仍继续恶化者。

(3)对已用 IVIG 治疗,病情仍继续加重者或 GBS 复发者。

(4)病程超过4 周,可能为慢性炎性脱髓鞘性多发性神经病者。

3.推荐用量

人免疫球蛋白制剂 400 mg/(kg·d),开始速度要慢,40 mL/h,以后逐渐增加至100 mL/h,静脉滴注,5 天为 1 个疗程。该治疗见效快,不需要复杂设备,用药安全,故已推荐为重型 GBS 患者的一线用药。

4.不良反应

有发热、头痛、肌痛、恶心、呕吐、皮疹及短暂性肝功能异常等,经减慢滴速或停药即可消失。偶见如变态反应、溶血、肾衰竭等。不良反应发生率在 1%~15%,通常低于 5%。

5.禁忌证

免疫球蛋白过敏、高球蛋白血症、先天性 IgA 缺乏患者。

(四)血浆置换

血浆置换疗法可清除患者血中的有害物质,特别是髓鞘毒性抗体及致敏的淋巴细胞、抗原-免疫球蛋白的免疫复合物、补体等,从而减轻和避免神经髓鞘的损害,改善和缓解临床症状,并缩短患者从恢复到独立行走的时间,缩短患者使用呼吸机辅助呼吸的时间,能明显降低重症的病死率。每次交换血浆量按 40~

50 mL/kg 体重计算或 1.0～1.5 倍血浆容量计算，血容量恢复主要依靠 5%人血清蛋白。从患者静脉抽血后分离血细胞和血浆，弃掉血浆，将洗涤过的血细胞与 5%人血清蛋白重新输回患者体内。轻度、中度和重度患者每周应分别做 2 次、4 次和 6 次。不良反应有血容量减少、心律失常、心肌梗死、血栓、出血、感染及局部血肿等。血浆置换疗法的缺点是价格昂贵及费时等。

禁忌证：严重感染、心律失常、心功能不全和凝血功能异常者。

(五)糖皮质激素

目前，糖皮质激素对 GBS 的治疗作用及疗效意见尚不一致，有的学者认为急性期应用糖皮质激素治疗无效，不能缩短病程和改善预后，甚至推迟疾病的康复和增加复发率。也有报道称应用甲泼尼龙治疗轻、中型 GBS 效果较好，减轻脱髓鞘程度，改善神经传导功能；重型 GBS 患者肺部感染率较高，还有合并应激性上消化道出血者，不主张应用。临床诊疗指南：规范的临床试验未能证实糖皮质激素治疗 GBS 的疗效，应用甲泼尼龙冲击治疗 GBS 也没有发现优于安慰剂对照组。因此，AIDP 患者不宜首先推荐应用大剂量糖皮质激素治疗。

糖皮质激素不良反应：①大剂量甲泼尼龙冲击治疗能升高血压，平均动脉压增高 1.7～3.6 kPa(12～27 mmHg)。②静脉滴注速度过快可出现心律失常。③有精神症状，如语言增多、欣快等。④其他有上消化道出血、血糖升高、面部潮红、踝部水肿等。

(六)神经营养剂

神经营养药可促进周围损害的神经修复和再生；促进神经功能的恢复。常用有 B 族维生素、辅酶 A、ATP、细胞色素 C、肌苷、胞磷胆碱等。

(七)对症治疗

1.呼吸道感染

重型 GBS 患者易合并呼吸道感染，如有呼吸道感染者，除加强护理及时清除呼吸道分泌物外，还要应用有效足量的抗生素控制呼吸道炎症。

2.心律失常

重型 GBS 患者出现心律失常，多由机械通气、肺炎、酸碱平衡失调、电解质紊乱、自主神经功能障碍等引起。首先明确引起心律失常的病因，再给予相应的处理。

3.尿潴留、便秘

尿潴留可缓慢加压按摩下腹部排尿。预防便秘，应鼓励患者多进食新鲜蔬菜、水果,多饮水,每天早晚按摩腹部,促进肠蠕动以防便秘。

4.心理护理

因突然发病,进展又快,四肢瘫,或不能讲话,患者会很紧张、恐惧、焦虑、悲观,心理负担很大,医务人员要鼓励开导患者,树立信心和勇气,消除不良情绪,配合治疗。

(八)康复治疗

GBS是周围神经脱髓鞘疾病,肌肉出现失神经支配,肌肉萎缩,所以对四肢瘫痪的患者要尽早开始康复治疗,可明显改善神经功能。对肌力在Ⅲ级以上者,鼓励患者要进行主动运动锻炼。肌力在0～Ⅱ级者,支具固定,保持肢体关节功能位,同时做被动运动训练和按摩,其作用是保持和增加关节活动度,防止关节挛缩变形、肌肉萎缩及足下垂,改善局部血液循环,有利于瘫痪肢体的恢复。另外,还要进行日常生活能力的训练,复合动作训练及作业(即职业)训练等。康复治疗的效果与疾病的严重程度、病程、坚持训练等有关。从患者就诊开始,早期治疗的同时就要注意早期康复治疗。康复治疗不是一朝一夕之事,要鼓励患者持之以恒、循序渐进地坚持功能练习。

第三节　慢性吉兰-巴雷综合征

慢性吉兰-巴雷综合征又叫慢性炎症性脱髓鞘性多发性神经病(chronic inflammatory demyelinating polyneuropathy,CIDP),是一种慢性病程进展的,临床表现与AIDP相似的自身免疫性周围神经脱髓鞘疾病。CIDP发病率较AIDP低。

一、病因及发病机制

本病发病机制未明,与AIDP相似而不相同。CIDP体内可发现β-微管蛋白抗体和髓鞘结合糖蛋白抗体,却未发现与AIDP发病密切相关的针对空肠弯曲菌及巨细胞病毒等感染因子免疫反应的证据。

二、病理

炎症反应不如AIDP明显,周围神经的供血血管周围可见单核细胞浸润,神

经纤维水肿，有节段性髓鞘脱失和髓鞘重新形成的存在。施万细胞再生后呈“洋葱头样”改变，轴索损伤也常见。

三、临床表现

起病隐匿，男女发病率相似，各年龄组均可发病。病前少见前驱感染，起病缓慢，并逐步进展达 2 个月以上。少数患者呈亚急性起病。临床表现主要为对称性肢体远端或近端无力，大多自远端向近端发展，近端受累较重。一般不累及延髓肌致吞咽困难，呼吸困难更为少见。感觉障碍常见的主诉有麻木、刺痛、紧束、烧灼或疼痛感，客观检查可见感觉丧失，不能识别物体，不能完成协调动作，肢体远端重。查体可见四肢肌力减退，肌张力低，伴或不伴肌萎缩，四肢腱反射减低或消失，四肢末梢性感觉减退或消失，腓肠肌可有压痛，克尼格征可呈阳性。

四、辅助检查

（一）脑脊液检查

与 AIDP 相似，可见蛋白-细胞分离，蛋白含量波动于 0.75～2.00 g/L，病情严重程度与脑脊液蛋白含量呈正相关。少数 CIDP 患者蛋白含量正常，少数患者可出现寡克隆 IgG 区带。

（二）电生理检查

早期行 EMG 检查有神经传导速度减慢，F 波潜伏期延长，提示脱髓鞘病变，发病数月后 30%患者可有动作电位波幅减低提示轴索变性。

（三）腓肠神经活检

可见反复节段性脱髓鞘与再生形成的“洋葱头样”提示 CIDP。

五、诊断及鉴别诊断

（一）诊断

根据中华医学会神经病学分会的意见，CIDP 的诊断必需条件如下。

1.临床检查

（1）一个以上肢体的周围性进行性或多发性运动、感觉功能障碍，进展期超过 2 个月。

（2）四肢腱反射减弱或消失。

2.电生理检查 NCV

显示近端神经节段性脱髓鞘，必须具备以下 4 条中的 3 条。

(1)2 条或多条运动神经传导速度减慢。

(2)1 条或多条运动神经部分性传导阻滞或短暂离散,如腓神经、尺神经或正中神经等。

(3)2 条或多条运动神经远端潜伏期延长。

(4)2 条或多条运动神经刺激 10～15 次后 F 波消失或最短 P 波潜伏期延长。

3.病理学检查

神经活检示脱髓鞘与髓鞘再生并存。

4.脑脊液检查

(1)若 HIV 阴性,细胞数<10×10^6/L;若 HIV 阳性,细胞数 50×10^6/L。

(2)性病筛查试验阴性。

(二)鉴别诊断

应注意与以下疾病鉴别。

(1)多灶性运动神经病是以运动神经末端受累为主的进行性周围神经病,临床表现为慢性非对称性肢体远端无力,以上肢为主,感觉正常。

(2)进行性脊肌萎缩也为缓慢进展病程,但运动障碍不对称分布,有肌束震颤,无感觉障碍。神经电生理检查示 NCV 正常,EMG 可见纤颤波及巨大电位。

(3)遗传性运动感觉性神经元病一般有遗传家族史,常合并有手足残缺,色素性视网膜炎等,确诊需依靠神经活检。

(4)代谢性周围神经病有原发病的症状和体征。

六、治疗

许多免疫治疗方法都可以用于 CIDP,并可获得较好疗效。

(一)糖皮质激素

绝大多数 CIDP 患者对糖皮质激素疗效肯定。临床应用泼尼松 100 mg/d,连用2～4 周,再逐渐减量,大多数患者 2 个月内出现肌力改善地塞米松 40 mg/d,静脉滴注,连续 4 天。然后 20 mg/d,共 12 天,再10 mg/d,又12 天。共 28 天为 1 个疗程,治疗 6 个疗程后症状可见缓解。

(二)血浆交换(PE)和静脉注射免疫球蛋白(IVIG)

PE 每周行 2～3 次,约 3 周后起效,短期疗效好。约半数以上患者大剂量 IVIG 治疗有效,一般用 IVIG 0.4 g/(kg · d),连续 5 天。或 1.0 g/(kg · d),连用2 天,可重

复使用。IVIG和PE短期疗效相近，与大剂量糖皮质激素合用疗效更好。

（三）免疫抑制剂

以上治疗无效可试用免疫抑制剂如环磷酰胺、硫唑嘌呤、环孢素A等，可能有效。

第四节　重症肌无力

一、概述

重症肌无力（myasthenia gravis，MG）是一种由乙酰胆碱受体（AChR）抗体介导、细胞免疫依赖、补体参与，累及神经肌肉接头突触后膜，引起神经肌肉接头传递障碍，出现骨骼肌收缩无力的获得性自身免疫性疾病。极少部分MG患者由抗-MuSK抗体、抗LRP4抗体介导。MG主要临床表现为骨骼肌无力、易疲劳，活动后加重，休息和应用胆碱酯酶抑制剂后症状明显缓解、减轻。年平均发病率为8.0/10万～20.0/10万。MG在各个年龄阶段均可发病。在40岁之前，女性发病率高于男性；在40～50岁男女发病率相当；在50岁之后，男性发病率略高于女性。

二、临床表现

（一）症状

肌无力、无肌萎缩，全身骨骼肌均可受累。但在发病早期可单独出现眼外肌、咽喉肌或肢体肌肉无力；脑神经支配的肌肉较脊神经支配的肌肉更易受累。经常从一组肌群无力开始，逐渐累及其他肌群，直到全身肌无力。部分患者短期内出现全身肌肉收缩无力，甚至发生肌无力危象。

（二）体征

骨骼肌无力表现为波动性和易疲劳性，晨轻暮重，活动后加重、休息后可减轻。

三、辅助检查

（一）甲基硫酸新斯的明试验

成人肌内注射1.0～1.5 mg；儿童可按0.02～0.03 mg/kg，最大用药剂量不超过 1.0 mg。注射前可参照 MG 临床绝对评分标准。选取肌无力症状最明显的肌群，记录一次肌力，注射后每10 分钟记录一次，持续记录 60 分钟。如检测结果为阴性，不能排除 MG 的诊断。

(二)肌电图检查

低频重复神经电刺激(RNS)：指采用低频(2～5 Hz)超强重复电刺激神经干，波幅衰竭 10%以上为阳性，称为波幅递减。服用胆碱酯酶抑制剂的 MG 患者需停药 12～24 小时后做此项检查，但需要充分考虑病情。

(三)相关血清抗体的检测

1.骨骼肌 AChR 抗体

骨骼肌 AChR 抗体为诊断 MG 的特异性抗体，50%～60%的单纯眼肌型 MG 患者血中可检测到 AChR 抗体；85%～90%的全身型 MG 患者血中可检测到 AChR 抗体，结合肌无力病史，如抗体检测结果阳性则可以确立 MG 诊断。如检测结果为阴性，不能排除 MG 诊断。

2.抗骨骼肌特异性受体酪氨酸激酶(抗-MuSK)抗体

在部分 AChR 抗体阴性的全身型 MG 患者血中可检测到抗-MuSK抗体，其余患者可能存在抗 LRP-4 抗体，及某些神经肌肉接头未知抗原的其他抗体或因抗体水平和/或亲和力过低而无法被现有技术手段检测到。抗-MuSK 抗体阳性率，欧美国家患者较亚洲国家患者高。

3.抗横纹肌抗体

抗横纹肌抗体包括抗 titin 抗体、抗 RyR 抗体等。此类抗体在伴有胸腺瘤、病情较重的晚发型 MG 或对常规治疗不敏感的 MG 患者中阳性率较高，但对 MG 诊断无直接帮助，可以作为提示和筛查胸腺瘤的标志物。抗横纹肌抗体阳性则可能提示 MG 患者伴有胸腺肿瘤。

(四)影像学检查

纵隔 CT：20%～25%的 MG 患者伴有胸腺肿瘤，80%左右的 MG 患者伴有胸腺异常；20%～25%胸腺肿瘤患者可出现 MG 症状。纵隔 CT，胸腺肿瘤检出率可达 94%，部分 MG 患者的胸腺肿瘤需行增强 CT 扫描或磁共振检查才能被发现。

四、诊断依据

(一)临床表现

某些特定的横纹肌群肌无力呈斑片状分布，表现出波动性和易疲劳性；肌无

力症状晨轻暮重，持续活动后加重，休息后缓解、好转。通常以眼外肌受累最常见。

（二）药理学表现

新斯的明试验阳性。

（三）RNS 检查

低频刺激波幅递减 10%以上。

（四）抗体

多数全身型 MG 患者血中可检测到 AChR 抗体，或在极少部分 MG 患者中可检测到抗-MuSK抗体、抗 LRP-4 抗体。

在具有 MG 典型临床特征的基础上，具备药理学特征和/或神经电生理学特征，临床上则可诊断为 MG。有条件的单位可检测患者血清抗 AChR 抗体等，有助于进一步明确诊断。需除外其他疾病。

五、治疗

（一）药物治疗

1.胆碱酯酶抑制剂

主要是改善症状，目前国内主要是用溴吡斯的明，成人每次口服 60～120 mg，每天 3～4 次。可在进餐前 30 分钟服用。作用时间为 6～8 小时。

2.糖皮质激素

可抑制自身免疫反应，适用于各种类型的重症肌无力。它通过抑制 AchR 抗体的生成，增加突触前膜 AChR 的释放量及促使运动终板再生和修复。

(1)糖皮质激素冲击疗法：适用于住院患者，尤其是已经气管插管或用呼吸机者。甲泼尼龙1 000 mg，静脉滴注，每天 1 次，连用 3～5 天，随后每天减半量即 500 mg、250 mg、125 mg、最后改口服泼尼松 50 mg；之后酌情逐渐减量。也可应用地塞米松 10～20 mg，静脉滴注，每天1 次，连用 7～10 天，之后服泼尼松 50 mg，并酌情渐渐减量。也可直接口服泼尼松 80～100 mg，症状减轻后，酌情逐渐减量。上述激素应用后，症状明显减轻或消失，依个体差异酌情减量，直至停止。维持量一般在 5～20 mg；应用时间依患者病情不同而异，一般至少在一年以上，个别可长达十余年。

(2)小剂量递增法：从小剂量开始，隔天每晨顿服泼尼松 20 mg，每周递增 10 mg，直至隔天每晨顿服 60～80 mg，可使症状明显改善；明显疗效常在用药后

5个月出现，然后逐渐减量，每月减5 mg，至隔天15～30 mg维持数年。病情无变化再逐渐减量至完全停药。此法可避免用药初期病情加重。

注意事项：①许多患者在应用大剂量糖皮质激素后的短期内可出现病情加重，甚至出现肌无力危象，因此，凡用糖皮质激素冲击疗法者须住院，且做好抢救准备；②应用口服泼尼松均在早晨顿服；③大量和长期应用糖皮质激素可诱发糖尿病、股骨头坏死、胃溃疡出血、严重的继发感染、库欣综合征等；④上述情况应让患者及其家属知情。

3.免疫抑制剂

免疫抑制剂适用于不能应用糖皮质激素，或不耐受糖皮质激素，或对糖皮质激素疗效不佳者。

(1)硫唑嘌呤：口服50～100 mg，每天1次。

(2)环磷酰胺：口服50 mg，每天2～3次；或200 mg，每周2～3次静脉注射，总量10～20 g；或静脉滴注1 000 mg，每5天1次，连用10～20次。

(3)环孢素A：口服6 mg/(kg·d)，12个月为1个疗程。

4.禁用和慎用药物

禁用奎宁、吗啡、氨基糖苷类抗生素、新霉素、多粘菌素、巴龙霉素；慎用苯二氮䓬类药、苯巴比妥等镇静剂。

(二)胸腺治疗

胸腺治疗用于伴有胸腺肿瘤、胸腺增生、药物治疗困难者。70%的患者胸腺治疗后症状缓解或治愈，常用胸腺切除和胸腺放射治疗。

(三)血浆置换

通过正常人血浆或血浆代用品置换患者血浆，能清除血浆中AchR抗体及免疫复合物。起效快，近期疗效好，但不持久。疗效维持1周～2个月，之后随抗体水平逐渐增高而症状复现。交换量平均每次2 L，每周1～2次，连用3～8次，适用于肌无力危象和难治性重症肌无力。

(四)大剂量静脉注射IVIg

外源性IgG可使AchR抗体的结合功能紊乱而干扰免疫反应，达到治疗效果。IVIg现广泛用于本病治疗，甚至可作为首选。每次静脉滴注IgG，0.4 g/(kg·d)，3～5天为1个疗程，可每个月重复1次。

(五)危象的处理

一旦发生呼吸肌瘫痪，应立即进行气管插管或切开，应用人工呼吸器辅助呼

吸，并依不同类型的危象采用不同处理办法，如肌无力危象者加大新斯的明用量；胆碱能危象和反拗危象者暂停抗胆碱酯酶药物的应用，观察一段时间后再恢复应用抗胆碱酯酶药物，同时进行对症治疗。危象是重症肌无力最危急状态，可危及生命。不管何种危象，除了上述特殊处理外，仍继续进行以下基本处理：①保持呼吸道通畅，加强排痰，防止发生窒息；②积极控制肺部感染；③糖皮质激素治疗；④血浆置换（酌情选用）；⑤静脉注射 IVIg（酌情选用）。

六、预后

一般预后良好，有的需长期口服药物治疗。

第五节　肌营养不良

一、概述

肌营养不良是一组以肌纤维变性、坏死及再生为主要病理特征，临床上表现为进行性肌肉无力、萎缩的遗传性疾病。

目前肌营养不良主要包括进行性假肥大性肌营养不良、贝克肌营养不良、先天性肌营养不良、强直性肌营养不良、埃默里-德赖弗斯肌营养不良、面肩肱型肌营养不良、眼咽型肌营养不良及肢带型肌营养不良等。各类肌营养不良症的疾病严重程度、起病年龄、遗传方式、受累肌群及其他受累器官情况差异均较大。

临床主要症状包括肌肉无力和萎缩、关节僵硬及活动度减小、反复肺部感染、呼吸肌无力，心肌受累时可出现气短及踝关节肿胀，心脏传导系统受累时，可出现晕厥甚至猝死。部分肌营养不良类型也可伴有面肌无力、肌肉疼痛及吞咽困难等。

自 1986 年进行性假肥大性肌营养不良的致病基因 *Dystrophin* 基因被克隆以来，超过 50 种基因已被确定与各种肌营养不良相关，分子诊断的快速进步同时也给临床诊断带来一定的困惑。同一致病基因可以导致不同的疾病类型，如 *Dysferlin* 编码基因突变可导致 LGMD2B 及 Miyoshi 远端型肌病，而同一种临床类型疾病也可以存在多种不同致病基因，如埃默里-德赖弗斯肌营养不良可以有 *STA*、*LMNA*、*SYNE*1、*FHL*1 等多种致病基因。近年来研究还发现先天性肌病与肌营养不良也存在着一定的致病基因重叠，如 MEGF10 肌病可表现为肌营养不良及先天性肌病改变。总体而言,明确肌营养不良的致病基因对于研究发病机制、寻找治疗方案有着重要的价值和意义。

肌营养不良临床诊断需要完整的病史、肌肉力弱的累及肌群、发病年龄、家族史、疾病的特殊特征。体检需要记录肌肉无力和萎缩的分布区域(面、远端、近端或特定的肌肉群),是否存在关节挛缩、肌强直等。随着基因诊断技术发展,尤其目前二代测序技术的广泛应用,加快了肌营养不良的基因诊断。但基因诊断必须结合临床特征、血清肌酸激酶、肌电图、肌肉病理等,以便于正确能解读测序结果。

虽然肌营养不良的治疗研究进展迅猛,外显子跳跃治疗、通读治疗及细胞治疗等,但均未进入临床应用。目前治疗仍以改善症状、延缓进展、预防并发症的发生为主要目的。

二、临床表现

(一)进行性假肥大性肌营养不良

进行性假肥大性肌营养不良(duchenne muscular dystrophy,DMD)是X染色体隐性遗传性疾病,X染色体短臂(Xp21)上的抗肌萎缩蛋白基因突变导致肌细胞膜下抗肌萎缩蛋白缺失,引起肌细胞膜脆弱。理论上仅发病于男性,女性基因携带者也可有不同程度的临床表现,称为症状性基因携带者或女性DMD。在各类肌营养不良疾病中,DMD的发病率最高,每3 000～4 000名出生存活的男童中有1人,每10万人口中有2～3名患者。

患者胎儿期和新生儿期一般不出现临床症状,哺乳期和学步期的运动发育无明显异常,或仅表现为轻度发育延迟,大约50%的患者独立步行开始时间或略延迟到1岁6个月左右。幼儿期容易被发现小腿肌肉肥大。3～5岁时,大多出现易跌倒,不能跑跳,部分患儿仅仅表现为动作笨拙或运动能力较差。患者逐渐出现近端肌无力,进而出现Gowers征,步行时呈见鸭步。一般5～6岁到达运动功能的高峰,随后肌力逐渐下降,上下楼梯和蹲起动作无法完成。如果未给予任何治疗,10～13岁时失去独立行走能力。

出现脊柱侧弯、呼吸肌和心肌损害的时间存在个体差异。以往患者的平均寿命在20岁左右,随着呼吸管理、心脏药物的使用,现在DMD患者的平均寿命可超过40岁。研究发现DMD患者的智能有个体差异,韦氏智能量表评分平均智能(IQ)水平在80～90分,1/3左右患者的IQ＜70分。此外值得关注的是DMD患儿亦合并多种认知及精神心理疾病,如注意缺陷多动障碍(11%～

20%)、自闭症(3%～4%)、强迫症(5%～60%)。

血清CK值显著升高,但疾病后期随着病情进展,运动量和肌容积减少而CK值逐渐降低。肌电图呈肌源性损害。肌肉病理提示肌纤维变性、增生及坏死等肌营养不良改变。免疫组织化学染色提示Dystrophin蛋白缺失。骨骼肌CT和MRI可以观察到肌肉损伤部位、肌肉组织水肿及脂肪化的程度。哺乳期和幼儿期一般不会有影像学改变。小腿肌肉受损一般从腓肠肌开始,继而发展到比目鱼肌,大腿肌肉一般从大收肌开始。小腿的胫骨前肌和大腿的股薄肌、缝匠肌和半膜肌的功能一般得到保留,其他肌肉会出现脂肪化改变。

(二)贝克肌营养不良

贝克肌营养不良(Becker muscular dystrophy,BMD)同样因抗肌萎缩蛋白基因的突变所致,但患者肌肉中仍有不同程度的抗肌萎缩蛋白表达,临床症状比较轻,一般到15岁以后仍能保留步行能力。

BMD的临床表现呈多样性,重症患者类似于DMD,轻症病例可运动功能良好,仅有CK值升高。但大多BMD患者出现小腿肥大,运动后肌肉疼痛和肌阵挛,青年时期即出现进展性心肌损害,心律失常和心功能不全是BMD患者的主要死因。所以需要从小儿期开始关注心功能变化。

(三)埃默里-德赖弗斯肌营养不良

埃默里-德赖弗斯肌营养不良由*STA*、*LMNA*、*SYNE*1、*FHL*1等多种致病基因突变所致。以骨骼肌、关节和心脏损害为临床特点。幼儿期以后发病,缓慢进展的肌肉无力和肌萎缩,多关节挛缩。青春期后出现伴有心脏传导阻滞的心肌损害症状,容易诱发猝死。

(四)肢带型肌营养不良

肢带型肌营养不良是指一组主要侵害骨盆带肌和肩胛带肌的骨骼肌疾病。目前为止已经发现近30个分型,大致分为常染色体显性遗传型和常染色体隐性遗传型,但仍有半数为散发病例。肢带型肌营养不良首发症状一般是骨盆带及肩胛带肌肉萎缩,腰椎前凸,上楼困难,鸭步步态,下肢近端无力,继而出现抬臂困难,翼状肩胛,头面颈部肌肉一般不受累,有时可伴腓肠肌假性肥大。病情进展缓慢,一般在发病后20年左右丧失步行能力,肌电图和肌活检均显示肌源性损害,CK、LDH等血清肌酶常显著增高,但通常低于DMD型的水平。

(五)先天性肌营养不良

先天性肌营养不良主要分为四大类型:福山型先天性肌营养不良、非福山型先天性肌营养不良、乌尔里希型肌营养不良、糖链修饰异常的先天性肌营养不良。临床主要表现为新生儿期或幼儿期起病，肌无力和肌张力低下为主要症状，可伴有不同程度中枢神经系统受累。

(六)远端型肌营养不良

远端型肌营养不良是以四肢远端肌肉无力和萎缩为临床特点一组肌肉疾病。其遗传形式、临床症状和肌肉病理改变显著不同。

(七)面肩肱型肌营养不良

面肩肱型肌营养不良为常染色体显性遗传疾病，多为 4q35 基因片段缺失引起，但有 1/3 左右的患者为散发病例。面肩肱型肌营养不良多累及面部肌肉、前锯肌、腹直肌、椎旁肌，而三角肌和肩胛提肌相对回避，特殊的并发症有兔眼症和视网膜血管异常导致的眼底出血。

(八)强直性肌营养不良

强直性肌营养不良为一组以肌无力、肌萎缩和肌强直为特点的多系统受累的常染色体显性遗传疾病，依据不同的基因突变类型分为两型。致病基因分别位于 19q13.3 强直性肌营养不良蛋白激酶 *DMPK* 基因和 3q21.3 锌指蛋白 9*ZNF* 9 基因。即强直性肌营养不良 1 型(myotonic dystrophy type 1，DM1)和强直性肌营养不良 2 型(myotonic dystrophy type 2，DM2)。强直型肌营养不良患者两型之间临床症状和体征极其相似，受累组织均为骨骼肌、平滑肌和心肌，临床表现以肌强直、肌无力及肌萎缩为主，同时累及眼部、皮肤、神经、心脏、消化道、呼吸道、性腺及内分泌系统多器官多系统损害。如白内障、秃发、心律失常、胰岛素敏感性降低和糖尿病、低免疫球蛋白血症及睾丸功能障碍等。DM1 型肌无力及肌萎缩见于咀嚼肌、面肌、胸锁乳突肌及肢体远端肌肉，认知功能损害较重，斧状脸，早年脱发明显。而 DM2 以近端肌肉及肢带肌受累为主，发作性或波动性肌肉疼痛，肌无力较晚出现，萎缩程度轻，发生率低，且面肌、呼吸肌及肢体远端肌肉受累少见，心脏传导阻滞、白内障及胰岛素敏感性降低常见，DM2 一般不累及智能损害。

三、诊断

肌营养不良临床诊断需要结合完整的病史，详细的临床查体及必要的辅助检查(肌酸激酶、肌电图、肌肉病理、肌肉影像学及基因检测)。目前随着分子生物学技术的广泛发展，使得基因检测在疾病诊断中具有重要的价值，甚至在疾病

早期,肌肉病理等检查之前即可完成基因诊断。但是不能忽视,特殊情况下肌电图,肌肉病理及肌肉影像学等对于解读基因检测结果有着极其重要的指导作用,应根据具体情况完善必要检查。此外,对于不同疾病,基因突变类型不同,选择基因检测方法不同,如 DMD 多为大片段缺失和重复突变,首选多重连接探针扩增技术检测方法,检查未能发现突变者可接受肌肉活检,免疫组织化学方法确定是否有抗肌萎缩蛋白染色异常。如发现异常,可进一步选择一代或二代测序;对于强直性肌营养不良、眼咽型肌营养不良等动态突变疾病,根据具体情况可选用高压液相层析、一代测序检测;而面肩肱肌营养不良多选用 Southern 杂交方法。

四、治疗

肌营养不良患者的管理需要神经内科、呼吸科、康复科、心血管科、整形外科、营养科、护理等多学科合作管理。多学科管理需要贯穿患者生长发育和病情发展的各个阶段。目前的药物治疗主要集中于 DMD 患者。这些药物治疗并不一定适用于其他肌营养不良,但对于各系统并发症处理及康复治疗基本一致。

(一)DMD 患者的糖皮质激素治疗

既往多个随机对照临床试验表明,长期使用糖皮质激素可以延长 6 个月到 2 年的步行能力,维持呼吸功能,预防脊柱侧弯,减少心脏并发症。

目前治疗起始时间,大多专家建议 5～6 岁开始,此时运动功能达到顶峰或不建议 2 岁以下的处于生长发育期的幼儿口服糖皮质激素。糖皮质激素治疗前应该完成预防接种,尤其是水痘疫苗和麻疹疫苗。

泼尼松龙的剂量目前还没有统一的共识。临床试验发现少于 0.3 mg/(kg · d)的糖皮质激素不能改善运动功能。美国神经科学会的临床指南建议糖皮质激素量为 0.75 mg/(kg · d),但存在一定的肥胖等不良反应发生的风险。另外还有口服 10 天、休息 20 天的治疗方法,部分患者在停药间隔出现肌力低下,有些专家认为不可取。荷兰的临床指南建议连续口服 10 天后休息 10 天。有研究认为 0.75 mg/(kg · d)标准疗法及周末连续两天口服 10 mg/kg(总量)疗法收益相当,耐受性一致。建议每天早晨顿服,尽量避免晚饭后口服,防止出现失眠。

糖皮质激素治疗开始后,需要定期评价生活质量、运动功能、心功能和呼吸功能。定期监测身高、体重、血钙、磷、碱性磷酸酶、骨代谢标志物、双羟维生素 D 浓度、尿肌酐、尿钙、尿糖、骨密度、眼科检查等指标,监测可能出现的糖皮质激素不良反应。

完全失去步行能力后是否还需要长期使用糖皮质激素,暂时没有随机对照试验。但若干非随机对照试验已经证明糖皮质激素可以维持呼吸功能，显著延迟无创正压辅助通气使用，维持心功能，抑制脊柱侧弯的进展。有专家推荐此时期使用泼尼松龙 0.3～0.6 mg/(kg・d)，连续使用。

(二)强直性肌营养不良的肌强直治疗

临床上用于治疗强直的药物有很多种类，但大多为病例报道或小样本研究，需要更多的临床研究来确定这些药物的有效性、安全性及患者的耐受性。

1.抗心律失常药

最近，对于肌强直的强直治疗，美西律已获得广泛认可。一项随机双盲对照研究显示，美西律每次 150～200 mg，每天 3 次，可显著减少 DM1 型患者强直发作，而并未导致 QT 间期、PR 间期及 QRS 时限延长。所有用于治疗肌强直的药物，美西律是证据最强的药物。其最常见的不良反应为震颤、复视及胃肠道功能紊乱，血小板减少及肝功能损害少见，与食物同时服用可减少这些不良反应。

妥卡尼、氟卡尼治疗肌强直目前循证证据不足。少量的数据支持氟卡尼可改善*SCN 4A* 突变的痛性先天性肌强直症状。

2.抗癫痫药

与安慰剂相比，苯妥英钠可显著减少用力握手后的松弛时间和主观的强直症状。研究发现其治疗强直的有效血药浓度为 20 μg/mL。主要的不良反应包括共济失调、牙龈肥大、肝炎和骨髓抑制等。

(三)康复管理

1.关节伸展训练

可以步行的早期阶段就开始接受关节伸展训练，以防止肌肉、关节和胸廓的挛缩变形。关节活动度伸展训练至少每天 1～2 次，每周 4～6 次为宜，需要长期坚持。训练内容包括日常生活中保持良好姿势、夜间戴下肢支具、戴下肢支具的站立训练和徒手关节康复疗法等。

步行能力丧失后患者需要轮椅生活。为了避免肘关节等部位的关节活动度的减少，指导患者进行上肢的关节可动空间训练。使用短下肢支具可以延缓踝关节挛缩。

2.运动疗法、支具、辅助具和环境改造

运动疗法实际操作时应该把握“运动过程中和运动后第二天不出现肌肉疼痛和疲劳”的原则。目前普遍的做法是在不强迫运动的前提下，不刻意控制日常生活的运动量。丧失步行能力之后，只要没有心肺功能低下，不需要限制自主

运动。

站立训练和步行训练时穿戴长下肢支具。短下肢支具可以防止踝关节背屈能力受限的进展。长距离步行困难时，应考虑使用轮椅。轮椅座位保持装置可以保证患者得到良好的坐姿。轮椅的前臂支撑装置可以让患者更方便地使用双手。同时需要改造桌子高度、配备便于电脑输入和电动轮椅的操作装置。减少家庭内部地面落差，改造厕所和浴室、装配转移用吊车等措施都可以显著提高患者生活质量。学校和工作单位的无障碍措施和信息技术的支持可以让患者更好地适应社会环境。

（四）呼吸管理

早期没有呼吸管理，急性和慢性呼吸功能不全几乎占了死亡原因的全部。随着有效的呼吸管理方法普及使用，DMD 患者的生命预后和生活质量得到了明显的改善。

1.呼吸康复训练

DMD 患者的肺活量在 9～14 岁达到最高峰，而后逐渐下降。因为患者无法有效深呼吸，导致肺或胸廓活动度减弱。同时因无法用力咳嗽而排痰困难，导致呼吸道阻塞，引起窒息，所以通过呼吸康复保持肺和胸廓的活动度是非常关键的。患者应该通过反复训练舌咽呼吸，尽量维持最大用力吸气量，应通过呼吸肌肌力训练、徒手咳嗽辅助和机械咳嗽辅助等方法来保持呼吸道清洁、维持通气效率和有效咳痰。

2.无创正压及气管切开辅助呼吸

早期换气不足多表现为早晨很难叫醒或晨起后头痛等，当出现这些换气不足的症状时，应该评价肺活量。综合评价监测睡眠时和觉醒时的氧饱和度和二氧化碳分压，必要时给予人工呼吸机辅助呼吸。

辅助呼吸的首选是无创正压辅助通气。即使患者没有慢性换气不足的自觉症状，如果有反复呼吸道感染、体重显著减轻、睡眠时和觉醒时氧饱和度下降，二氧化碳分压升高等情况说明存在通气不足，应该考虑接受长期无创正压辅助通气。无创正压辅助通气可以预防和治疗上呼吸道感染引起的急性呼吸功能不全。

给予无创正压辅助通气之后呼吸功能仍不能改善，应该考虑气管插管或气管切开。气管切开后最严重的并发症是气管动脉瘘。

（五）心脏并发症的处理

目前 DMD 患者死因的 60％为心功能不全，对心脏并发症的防治影响患者的预后。定期检查非常关键。DMD患者不管有没有症状，都要定期接受心功能评价。确诊时和6岁前接受首次心电图和心脏超声检查。而后在没有心功能异常情况下，建议10岁之前至少每2年1次、10岁之后每年1次接受心功能评价。

1.血管紧张素转化酶抑制剂

心脏超声检查发现左室搏出率<55%或局部左室壁运动异常时，就应该开始血管紧张素转化酶抑制剂口服治疗，在没有特殊不良反应的情况下坚持疾病中全程使用。因咳嗽等不良反应无法继续口服ACEI时改为血管紧张素Ⅱ受体阻滞剂(ARB)。ACEI或ARB起始用量一般从常用量的1/8～1/2开始，在注意自觉症状和血压的情况下逐渐增加药量。

2.β受体阻滞剂

β受体阻滞剂可以改善心功能，降低猝死的发生率。因不良反应而无法使用ACEI或ARB的患者也可以单独使用β受体阻滞剂。β受体阻滞剂的使用应该从低剂量开始。卡维地洛1.25 mg以下，每天2次或比索洛尔0.625 mg以下，每天1次的剂量开始，根据患者的耐受性，每隔几天或2周左右阶段性增加剂量。在综合评价疗效和耐受性的基础上确定每例患者的维持剂量。服药期间需要注意心功能的变化、脉搏及血压的波动和是否诱发支气管哮喘。

3.强心、利尿剂

强心、利尿剂物适用于心力衰竭加重患者，不建议轻症患者使用。当患者有体液潴留(水肿)和肺部淤血时应给予利尿剂。使用襻利尿剂和噻嗪类利尿剂时要注意低钾、低镁血症。定期检查电解质，需要时给予补充。抗醛固酮药物已经证实具有保护心肌和降低死亡率的作用。

左室收缩功能障碍的心功能不全可以使用地高辛，虽然地高辛可以改善心力衰竭症状并提高生活质量，但长期使用会导致心力衰竭，预后不好。地高辛对窦性心律的慢性心功能不全患者可以减轻心力衰竭症状，但不会改善预后，地高辛的血药浓度越高，死亡率增加越明显，建议血药浓度维持在0.5～0.8 ng/mL的较低水平。因地高辛通过肾脏排泄，肾功能低下患者慎用。骨骼肌损害严重的DMD患者因肌容积较少，无法使用肌酐来评价肾功能，应选择胱抑素C会更准确。

4.抗心律失常药物

DMD患者的心律失常不需要特殊治疗，尤其15岁以下儿童慎用抗心律失常药物。抗心律失常药物可以抑制心功能，而且容易出现不良反应。只有在症状明显、出现严重的血流动力学问题，可能会引起生命危险的情况下才考虑使

用。左室搏出率＜40％的中重度心功能不全患者建议使用美西律和胺碘酮。其他抗心律失常药物因为具有负性肌力作用，不建议心功能不全患者使用。目前还没有证据证明，抗心律失常药物可以改善长期预后。对于严重心功能不全的治疗方法还有左室成形术、人工心脏和心脏移植等方法。

（六）整形外科治疗

1.脊柱矫正固定手术

脊柱侧弯是呼吸功能低下的原因之一，并影响患者的生活质量和日常生活活动能力。脊柱矫正固定手术可以矫正脊柱侧弯，防止侧弯的进展，同时可以改善坐位和上肢功能，减轻腰背部疼痛，使护理更加容易，提高患者的生活质量。脊柱矫正固定术的围术期和术后的并发症非常多。最常见的并发症为呼吸功能不全，侧弯程度严重的患者更容易出现并发症。应该在术前充分向患者和家人说明手术的风险。

9～10 岁或失去步行能力之后，应该每隔半年到 1 年接受全脊柱 X 线检查。如果半年之内侧弯进展 10°以上，应在侧弯没有达到 30°～40°之前接受手术。另外，丧失步行能力之后，应该在用力肺活量和肺活量＜30％之前接受手术，以免呼吸功能严重低下而失去手术机会。

2.骨质疏松的处理

维生素 D 和钙片合用或维生素 D 和维生素 K 合用可以明显提高骨密度。正在口服激素的患者使用二碳磷酸盐化合物后可以维持或提高 1～2 年的骨密度，未发现有明显的不良反应。

（七）控制体重

肥胖在 DMD 患者中具有一定的发生率，其产生的原因多半是因为活动量减少、基础代谢低下、激素治疗、能量摄取过多等多种因素引起。应该评价患者摄取的热量，纠正不良饮食习惯，改善膳食的营养平衡，尤其需要从幼儿期培养良好的饮食习惯。

部分 DMD 患儿表现为过瘦，产生原因多半是呼吸功能低下导致的代谢亢进、热量摄取减少和吞咽障碍等。改善口感和食物形态，增加辅食、增加进食次数等方法提高热量和蛋白质摄取量。

无法正常进食引起体重明显减轻或重度吞咽障碍的患者应该考虑经鼻胃管或胃部造瘘术。胃部造瘘术和经鼻胃管相比，虽然误吸的可能性没有明显差异，但患者有更好的舒适感和满意度，而且不影响无创正压辅助通气的使用。为了减少并发症的发生，胃部造瘘应该在严重心肺功能较好和骨骼严重变形之前完成。

(八)心理指导

确诊之后，应尽早向患者及家人提供咨询，内容包括基因遗传及在疾病各发展阶段需要注意的问题。肌营养不良家庭中的父母，尤其是母亲容易感到负罪感，可能会向患儿倾注过分的保护，影响患儿的智商和情商的发育，产生家庭内部的不公平。另外，父母过度的悲观会影响子女对未来的向往，减少学习的欲望。因此，确诊之后医务人员要提供充分的心理支持，尽量减轻父母的负罪感，要让父母了解到通过适当治疗可以延长寿命，教会如何使用辅助器具，确定阶段性目标。

向患儿告知病情的时间和方式需要认真考虑。很多父母不想让患儿知道诊断名称，但气管切开及脊柱侧弯矫正手术等问题都需要患儿本人的理解和同意，告知还是必要的。告知时间一般选择在小学高年级和中学时期，兼顾患者个人的心理特质。教育部门对少见病的了解比较少，即使患儿有充分的活动能力，但也有可能会被学校拒绝，需要医务人员向学校提供相关的疾病信息。患儿在学校中应该得到和其他正常儿童相同的对待，但需要在活动区域中设置扶手，尽量减少班级间的移动。兼顾康复锻炼方案的基础上，结合患儿的爱好安排适当的体育运动。对DMD患者来说游泳是比较合适的运动方式。医院和学校的信息互通可以解决很多就学遇到的问题。特别是到了青春期，患儿可能会有自身特殊的烦恼，需要教师的心理辅导。

(九)基因治疗

1.外显子跳跃

外显子跳跃作为一种基因治疗手段，已经显示出广阔的应用前景，理论上适用于90%的DMD患者。通过使用人工RNA-反义寡核苷酸跳跃缺失基因附近的外显子，可以将DMD患者的移码突变修改为BMD型的非移码突变。

2016年9月19日美国食品和药品监督管理局(FDA)特殊渠道批准51号外显子跳跃药物伊特普森上市，给遗传性肌肉疾病的治疗带了一片曙光，具有里程碑性的意义。临床试验表明：伊特普森治疗可以使DMD患者骨骼肌表达抗肌萎缩蛋白，3年治疗，与外部对照组相比延长6分钟步行距离165 m，治疗组83%患者仍保持行走能力，而外部对照组仅53%保持行走能力，治疗组未发现严重的不良反应。

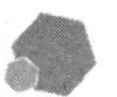

CRISPR-Cas9 基因编辑技术的火爆，给肌营养不良基因治疗注入更大热情与活力。CRISPR-Cas9通过非同源性末端连接及同源重组修复途径来编辑基因。非同源性末端连接高效，可以用任意基因位置上的剪切，同源重组修复，效率较低，但是可以完成基因定点精确的修复。已经有许多报道应用 CRISPR-Cas9 技术，可以在实验室完成 DMD 外显子跳跃治疗，还可以完成动态突变的编辑，治疗强直性肌营养不良 1 型及 C9orf72 所致的肌萎缩侧索硬化或额颞叶痴呆等。全世界都对 CRISPR-Cas9 技术应用临床充满期待。

2.通读疗法

DMD 患者中大约 10%是因为抗肌萎缩蛋白基因外显子的无义突变所致。氨基糖苷类药物庆大霉素可以在翻译过程中翻译终止密码子，完成翻译过程，合成不完全的抗肌萎缩蛋白，称为通读疗法。硫酸阿贝卡星、泰乐霉素和负霉素也被证明具有通读活性。但在实际的临床试验中，庆大霉素因肾毒性和耳毒性的问题无法增加剂量，疗效不满意。后期通过 6 个月的长期用药结果发现，庆大霉素可以使治疗组 15%的患者表达抗肌萎缩蛋白。目前供口服治疗的通读药物 PTC124 的Ⅱ期临床试验正在进行。

（十）总结

虽然目前除了糖皮质激素治疗有效以外，其他治疗仅仅处于对症和支持阶段，随着医学的进步和多学科沟通合作和社会保险的支持，DMD 患者的寿命实际上已经比以前延长了 10 岁以上。对 DMD 患者的治疗不仅包括药物治疗，还应该注意如何提高生活质量，并帮助患者走入社会，以统筹生命的眼光去规划治疗目的和治疗措施。随着外显子跳跃等针对基因突变的根本性治疗的研发，在可预测的未来，这些患者能够得到更有效的治疗和社会-生活-医疗支持。

第三章　心内科常见病

第一节　稳定型心绞痛

稳定型心绞痛是由于劳力引起心肌耗氧量增加，而病变的冠状动脉不能及时调整和增加血流量，从而引起可逆性心肌缺血，但不引起心肌坏死。这是由于心肌供氧与耗氧之间暂时失去平衡而发生心肌缺血的临床症状，是在一定条件下冠状动脉所供应的血液和氧不能满足心肌需要的结果。本病多见于男性，多数患者年龄在40岁以上，常合并高血压、吸烟、糖尿病、脂质代谢异常等心血管疾病危险因子。大多数为冠状动脉粥样硬化导致血管狭窄引起，还可由主动脉瓣病变、梅毒性主动脉炎、肥厚型心肌病、先天性冠状动脉畸形、风湿性冠状动脉炎、心肌桥等引起。

一、发病机制

心肌内没有躯体神经分布，因此机械性刺激并不引起疼痛。心肌缺血时产生痛觉的机制仍不明确。当冠状动脉的供氧与心肌的氧耗之间发生矛盾时，心肌急剧的、暂时的缺血缺氧，导致心肌的代谢产物如乳酸、丙酮酸、磷酸等酸性物质及一些类似激肽的多肽类物质在心肌内大量积聚，刺激心脏内自主神经传入纤维末梢，经第1～5胸交感神经节和相应的脊髓段，传至大脑，产生疼痛感觉。因此，与心脏自主神经传入处于相同水平脊髓段的脊神经所分布的区域，如胸骨后、胸骨下段、上腹部、左肩、左上肢内侧等部位可以出现痛觉，这就是牵涉痛产生的可能原因。由于心绞痛并非躯体神经传入，所以常不是锐痛，不能准确定位。

心肌产生能量的过程需要大量的氧供，心肌耗氧量（MVO_2）的增加是引起稳定型心绞痛发作的主要原因之一。心肌耗氧量由心肌张力、心肌收缩强度和

心率所决定，常用心率与收缩压的乘积作为评估心肌耗氧程度的指标。在正常情况下，冠状循环有强大的储备力量，在剧烈运动时，其血流量可增加到静息时的6～7倍，在缺氧状况下，正常的冠状动脉可以扩张，也能使血流量增加4～5倍。动脉粥样硬化而致冠状动脉狭窄或部分分支闭塞时，冠状动脉对应激状态下血流的调节能力明显减弱。在稳定型心绞痛患者，虽然冠状动脉狭窄，心肌的血液供应减少，但在静息状态下，仍然可以满足心脏的需要，故安静时患者无症状；当心脏负荷突然增加，如劳力、激动、寒冷刺激、饱食等，使心肌张力增加（心腔容积增加、心室舒张末期压力增高）、心肌收缩力增加（收缩压增高、心室压力曲线最大压力随时间变化率增加）或心率增快，均可引起心肌耗氧量增加，引起心绞痛的发作。

在其他情况下，如严重贫血、肥厚型心肌病、主动脉瓣狭窄/关闭不全等，由于血液携带氧的能力下降，或心肌肥厚致心肌氧耗增加，或心排血量过少/舒张压过低，均可以造成心肌氧供和氧耗之间的失平衡，心肌血液供给不足，遂引起心绞痛发作。在多数情况下，稳定型心绞痛常在同样的心肌耗氧量的情况下发生，即患者每次在某一固定运动强度的诱发下发生症状，因此症状的出现很具有规律性。当发作的规律性在短期内发生显著变化时（如诱发症状的运动强度明显减低），常提示患者出现了不稳定型心绞痛。

二、病理和病理生理

一般来说，至少1支冠状动脉狭窄程度＞70％才会导致心肌缺血。

（一）心肌缺血、缺氧时的代谢与生化改变

在正常情况下，心肌主要通过脂肪氧化的途径获得能量，供能的效率比较高。但相对于对糖的利用供能来说，对脂肪的利用需要消耗更多的氧。

1.心肌的缺氧代谢及其对能量产生和心肌收缩力的影响

缺血缺氧引起心肌代谢的异常改变。心肌在缺氧状态下无法进行正常的有氧代谢，从三磷酸腺苷（ATP）或肌酸磷酸（CP）产生的高能磷酸键减少，导致依赖能源的心肌收缩和膜内外离子平衡发生障碍。缺血时由于乳酸和丙酮酸不能进入三羧酸循环进行氧化，无氧糖酵解增强，乳酸在心肌内堆积，冠状静脉窦乳酸含量增高。由于无氧酵解供能效率较低，而且乳酸的堆积限制了无氧糖酵解的进行，心肌能量产生障碍及乳酸积聚引起心肌内的乳酸性酸中毒，均可导致心肌收缩功能的下降。

2.心肌细胞离子转运的改变对心肌收缩及舒张功能的影响

正常心肌细胞受激动而除极时，细胞内钙离子浓度增高，钙离子与原肌凝蛋

白上的肌钙蛋白C结合后，解除了肌钙蛋白Ⅰ的抑制作用，促使肌动蛋白和肌浆球蛋白合成肌动球蛋白，引起心肌收缩。当心肌细胞缺氧时，细胞膜对钠离子的渗透性异常增高，细胞内钠离子增多及细胞内的酸中毒，使肌浆网内的钙离子流出障碍，细胞内钙离子浓度降低并妨碍钙离子与肌钙蛋白的结合，使心肌收缩功能发生障碍。缺氧也使心肌松弛发生障碍，可能因心肌高能磷酸键的储备降低，导致细胞膜上钠-钙离子交换系统功能的障碍及肌浆网钙泵对钙离子的主动摄取减少，因此钙离子与肌钙蛋白的解离缓慢，心肌舒张功能下降，左心室顺应性减低，心室充盈的阻力增加。

3.心肌缺氧对心肌电生理的影响

肌细胞受缺血性损伤时，钠离子在细胞内积聚而钾离子向细胞外漏出，使细胞膜在静止期处于部分除极化状态，当心肌细胞激动时，由于除极不完全，从而产生损伤电流。在心电图上表现为ST段的偏移。由于心腔内的压力，在冠状动脉血供不足的情况下，心内膜下的心肌更容易发生急性缺血。受急性缺血性损伤的心内膜下心肌，其静息电位较外层为高(部分除极化状态)，而在心肌除极后其电位则较外层为低(除极不完全)；因此，在左心室表面记录的心电图上出现ST段的压低。当心肌缺血发作时主要累及心外膜下心肌，则心电图可以表现为ST段抬高。

(二)左心室功能及血流动力学改变

缺血部位心室壁的收缩功能，在心肌缺血发生时明显减弱甚至暂时完全丧失，而正常心肌区域代偿性收缩增强，可以表现为缺血部位收缩期膨出。但存在大面积的心肌缺血时，可影响整个左心室的收缩功能，心室舒张功能受损，充盈阻力增加。在稳定型心绞痛患者，各种心肌代谢和功能障碍是暂时、可逆性的，心绞痛发作时患者自动停止活动，使缺血部位心肌的血液供应恢复平衡，从而减轻或缓解症状。

三、临床表现

稳定型心绞痛通常均为劳力性心绞痛，其发作的性质通常在3个月内并无改变，即每天和每周疼痛发作次数大致相同，诱发疼痛的劳力和情绪激动程度相同，每次发作疼痛的性质和部位无改变，用硝酸甘油后，也在相同时间内发生疗效。

(一)症状

稳定型心绞痛的发作具有其较为特征性的临床表现，对临床的冠心病诊断

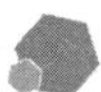

具有重要价值，可以通过仔细的病史询问获得这些有价值的信息。心绞痛以发作性胸痛为主要临床表现，疼痛的特点有以下几点。

1.性质

心绞痛发作时，患者常无明显的疼痛，而表现为压迫、发闷或紧缩感，也可有烧灼感，但不尖锐，非针刺样或刀割样痛，偶伴濒死、恐惧感。发作时，患者往往不自觉地停止活动，至症状缓解。

2.部位

主要位于心前区、胸骨体上段或胸骨后，界限不清楚，约有手掌大小。常放射至左肩、左上肢内侧达无名指和小指、颈、咽或下颌部，也可以放射至上腹部甚至下腹部。

3.诱因

常由体力劳动或情绪激动（如愤怒、焦急、过度兴奋等）、饱食、寒冷、吸烟、心动过速等诱发。疼痛发生于劳力或激动的当时，而不是在劳累以后。典型的稳定型心绞痛常在类似活动强度的情况下发生。早晨和上午是心肌缺血的好发时段，可能与患者体内神经体液因素在此阶段的激活有关。

4.持续时间和缓解因素

心绞痛出现后常逐步加重，在患者停止活动后 3～5 分钟逐渐消失。舌下含服硝酸甘油症状也能在2～3 分钟内缓解。如果患者在含服硝酸甘油后 10 分钟内无法缓解症状，则认为硝酸甘油无效。

5.发作频率

稳定型心绞痛可数天或数星期发作一次，也可一天内发作多次。一般来说，发作频率固定，如短时间内发作频率较以前明显增加，应该考虑不稳定型心绞痛（恶化劳力型）。

（二）体征

稳定型心绞痛患者在心绞痛发作时常见心率增快、血压升高。通常无其他特殊发现，但仔细的体格检查可以明确患者存在的心血管病危险因素。体格检查对鉴别诊断有很大的意义，例如，在胸骨左缘闻及粗糙的收缩期杂音应考虑主动脉瓣狭窄或肥厚梗阻型心肌病的可能。在胸痛发作期间，体格检查可能发现乳头肌缺血和功能失调引起的二尖瓣关闭不全的收缩期杂音；心肌缺血发作时可能出现左心室功能障碍，听诊时有时可闻及第四或第三心音奔马律、第二心音逆分裂或出现交替脉。

四、辅助检查

(一)心电图检查

心电图是发现心肌缺血、诊断心绞痛最常用、最便宜的检查方法。

1.静息心电图检查

稳定型心绞痛患者静息心电图多数是正常的,所以静息心电图正常并不能除外冠心病。一些患者可以存在ST-T改变,包括ST段压低(水平型或下斜型),T波低平或倒置,可伴有或不伴有陈旧性心肌梗死的表现。单纯、持续的ST-T改变对心绞痛并无显著的诊断价值,可以见于高血压、心室肥厚、束支传导阻滞、糖尿病、心肌病变、电解质紊乱、抗心律失常药物或化疗药物治疗、吸烟、心脏神经官能症患者。因此,单纯根据静息心电图诊断心肌缺血很不可靠。虽然冠心病患者可以出现静息心电图ST-T异常,并可能与冠状动脉病变的严重程度相关,但绝对不能仅根据心电图存在ST-T的异常即诊断冠心病。

心绞痛发作时特征性的心电图异常是ST-T较发作前发生明显改变,在发作以后恢复至发作前水平。由于心绞痛发作时心内膜下心肌缺血常见,心电图改变多表现为ST段压低(水平型或下斜型)0.1 mV以上,T波低平或倒置,ST段改变往往比T波改变更具特异性;少数患者在发作时原来低平、倒置的T波变为直立(假性正常化),也支持心肌缺血的诊断。虽然T波改变对心肌缺血诊断的特异性不如ST段改变,但如果发作时的心电图与发作之前比较有明显差别,发作后恢复,也具有一定的诊断意义。部分稳定型心绞痛患者可以表现为心脏传导系统功能异常,最常见的是左束支传导阻滞和左前分支传导阻滞。此外,心绞痛发作时还可以出现各种心律失常。

2.心电图负荷试验

心电图负荷试验是对疑有冠心病的患者,通过给心脏增加负荷(运动或药物)而激发心肌缺血来诊断冠心病。运动试验的阳性标准为运动中出现典型心绞痛,运动中或运动后出现ST段水平或下斜型下降≥1 mm(J点后60～80毫秒),或运动中出现血压下降者。心电图负荷试验检查的指征:临床上怀疑冠心病,为进一步明确诊断;对稳定型心绞痛患者进行危险分层;冠状动脉搭桥及心脏介入治疗前后的评价;陈旧性心肌梗死患者对非梗死部位心肌缺血的监测。禁忌证包括急性心肌梗死;高危的不稳定型心绞痛;急性心肌、心包炎;严重高血压[收缩压≥26.7 kPa(200 mmHg)和/或舒张压≥14.7 kPa(110 mmHg)]心功能不全;严重主动脉瓣狭窄;肥厚型梗阻性心肌病;静息状态下有严重心律失常;

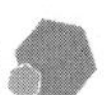

主动脉夹层。负荷试验终止的指标为 ST-T 降低或抬高≥0.2 mV；心绞痛发作；收缩压超过 29.3 kPa(220 mmHg)；血压较负荷前下降；室性心律失常（多源性、连续3 个室性期前收缩和持续性室性心动过速）。

通常，运动负荷心电图的敏感性可达到约 70%，特异性 70%～90%。有典型心绞痛并且负荷心电图阳性，诊断冠心病的准确率达 95%以上。运动负荷试验为最常用的方法，运动方式主要为分级踏板或蹬车，其运动强度可逐步分期升级。目前，通常是以达到按年龄预计的最大心率（HR_{max}）或 85%～90%的最大心率为目标心率，前者为极量运动试验，后者为次极量运动试验。运动中应持续监测心电图、血压的改变并记录，运动终止后即刻和此后每 2 分钟均应重复心电图记录，直至心率恢复运动前水平。

Duke 活动平板评分是可以用来进行危险分层的指标。

Duke 评分＝运动时间(min)－5×ST 段下降(mm)－(4×心绞痛指数)。

心绞痛指数：0 为运动中无心绞痛；1 为运动中有心绞痛；2 为因心绞痛需终止运动试验。

Duke 评分≥5 分低危，1 年病死率 0.25%；－10～＋4 分中危，1 年病死率 1.25%；≤－11 高危，1 年病死率 5.25%。Duke 评分系统适用于 75 岁以下的冠心病患者。

3.心电图连续监测(动态心电图)

连续记录 24 小时的心电图，可从中发现心电图 ST-T 改变和各种心律失常，通过将 ST-T 改变出现的时间与患者症状的对照分析，从而确定患者症状与心电图改变的意义。心电图中显示缺血性 ST-T 改变而当时并无心绞痛发作者称为无痛性心肌缺血，诊断无痛性心肌缺血时，ST 段呈水平或下斜型压低≥0.1 mV，并持续 1 分钟以上。进行 12 导联的动态心电图监测对心肌缺血的诊断价值较大。

(二)超声心动图检查

稳定型心绞痛患者的静息超声心动图检查大部分无异常表现，但在心绞痛发作时，如果同时进行超声心动图检查，可以发现节段性室壁运动异常，并可以出现一过性心室收缩与舒张功能障碍的表现。超声心动图负荷试验是诊断冠心病的手段之一，可以帮助识别心肌缺血的范围和程度，敏感性和特异性均高于心电图负荷试验。超声心动图负荷试验按负荷的性质可分为药物负荷试验（常用多巴酚丁胺）、运动负荷试验、心房调搏负荷试验及冷加压负荷试验。根据负荷后室壁的运动情况，可将室壁运动异常分为运动减弱、运动消失、矛盾运动及室壁瘤。

(三)放射性核素检查

^{201}Tl-静息和负荷心肌灌注显像：^{201}Tl 随冠状动脉血流很快被正常心肌所摄取。静息时铊显像所示灌注缺损主要见于心肌梗死后瘢痕部位；而负荷心肌灌注显像可以在运动诱发心肌缺血时，显示出冠状动脉供血不足导致的灌注缺损。不能运动的患者可做双嘧达莫试验，静脉注射双嘧达莫使正常或较正常的冠状动脉扩张，引起“冠状动脉窃血”，产生狭窄血管供应的局部心肌缺血，可取得与运动试验相似的效果。近年，还用腺苷或多巴酚丁胺做药物负荷试验。近年用^{99m}Tc-MIBI 做心肌显像取得良好效果，并已推广，它在心肌内分布随时间变化相对固定，无明显再分布，显像检查可在数小时内进行。

(四)多层 CT 或电子束 CT 平扫

多层 CT 或电子束 CT 平扫可检出冠状动脉钙化并进行积分。人群研究显示，钙化与冠状动脉病变的高危人群相联系，但钙化程度与冠状动脉狭窄程度却并不一致。因此，不推荐将钙化积分常规用于心绞痛患者的诊断。

CT 冠状动脉造影(CTA)为显示冠状动脉病变及形态的无创检查方法，具有较高的阴性预测价值，若 CTA 未见狭窄病变，一般无须进行有创检查。但 CT 冠状动脉造影对狭窄部位病变程度的判断仍有一定局限性，特别当存在明显的钙化病变时，会显著影响狭窄程度的判断，而冠状动脉钙化在冠心病患者中相当普遍。因此，CTA 对冠状动脉狭窄程度的显示仅能作为参考。

(五)左心导管检查

左心导管检查主要包括冠状动脉造影术和左心室造影术，是有创性检查方法，前者目前仍然是诊断冠心病的金标准。左心导管检查通常采用穿刺股动脉(Judkins 技术)、肱动脉(Sones 技术)或桡动脉的方法。选择性冠状动脉造影将导管插入左、右冠状动脉口，注射造影剂使冠状动脉主支及其分支显影，可以较准确地反映冠状动脉狭窄的程度和部位。左心室造影术是将导管送入左心室，用高压注射器将造影剂以12～15 mL/s的速度注入左心室以评价左心室整体收缩功能及局部室壁运动状况。心导管检查的风险与疾病的严重程度及术者经验直接相关，并发症大约为 0.1%。根据冠状动脉的灌注范围，将冠状动脉分为左冠状动脉优势型、右冠状动脉优势型和均衡型。“优势型”是指哪一支冠状动脉供应左心室间隔和左心室后壁；85%为右冠状动脉优势型，7%为右冠状动脉和左冠的回旋支共同支配，即均衡型，8%为左冠状动脉优势型。

 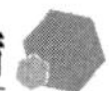

五、危险分层

通过危险分层，定义出发生冠心病事件的高危患者，对采取个体化治疗，改善长期预后具有重要意义。根据以下各个方面对稳定型心绞痛患者进行危险分层。

(一)临床评估

患者病史、症状、体格检查及实验室检查可为预后提供重要信息。冠状动脉病变严重、有外周血管疾病、心力衰竭者预后不良。心电图有陈旧性心肌梗死、完全性左束支传导阻滞、左心室肥厚、二至三度房室传导阻滞、心房颤动、分支阻滞者，发生心血管事件的危险性也增高。

(二)负荷试验

Duke 活动平板评分可以用来进行危险分层。此外，运动早期出现阳性(ST 段压低＞1 mm)、试验过程中 ST 段压低＞2 mm、出现严重室律失常时，预示患者高危。超声心动图负荷试验有很好的阴性预测价值，年死亡或心肌梗死发生率＜0.5%。而静息时室壁运动异常、运动引发更严重的室壁运动异常者高危。

核素检查显示运动时心肌灌注正常则预后良好，年心脏性猝死、心肌梗死的发生率＜1%，与正常人群相似；运动灌注明显异常提示有严重的冠状动脉病变，预示患者高危，应动员患者行冠状动脉造影及血运重建治疗。

(三)左心室收缩功能

左心室射血分数(LVEF)＜35%的患者年病死率＞3%。男性稳定型心绞痛伴心功能不全者 5 年存活率仅 58%。

(四)冠状动脉造影

冠状动脉造影显示的病变部位和范围决定患者预后。CASS 注册登记资料显示正常冠状动脉 12 年的存活率 91%，单支病变 74%，双支病变 59%，3 支病变 50%，左主干病变预后不良，左前降支近端病变也能降低存活率，但血运重建可以降低病死率。

六、诊断和鉴别诊断

(一)诊断

根据典型的发作特点，结合年龄和存在的其他冠心病危险因素，除外其他疾病所致的胸痛，即可建立诊断。发作时典型的心电图改变：以 R 波为主的导联中,ST段压低,T波平坦或倒置,发作过后数分钟内逐渐恢复。心电图无改变的患者可考虑做心电图负荷试验。发作不典型者,诊断要依靠观察硝酸甘油的疗效和发作时心电图的变化,如仍不能确诊,可以考虑做心电图负荷试验或24小时的动态心电图连续监测。诊断困难者可考虑行超声心动图负荷试验、放射性核素检查和冠状动脉CTA。考虑介入治疗或外科手术者必须行选择性冠状动脉造影。在有CTA设备的医院,单纯进行冠心病的诊断已经很少使用选择性冠状动脉造影检查。

(二)鉴别诊断

稳定型心绞痛尤其需要与以下疾病进行鉴别。

1.心脏神经症

患者胸痛常为短暂(几秒钟)的刺痛或持久(几小时)的隐痛,胸痛部位多在左胸乳房下心尖部附近,部位常不固定。症状多在劳力之后出现,而不在劳力的当时发生。患者症状多在安静时出现,体力活动或注意力转移后症状反而缓解,常可以耐受较重的体力活动而不出现症状。含服硝酸甘油无效或在十多分钟后才"见效",常伴有心悸、疲乏及其他神经衰弱的症状,常喜欢叹息性呼吸。

2.不稳定型心绞痛和急性心肌梗死不稳定型心绞痛

不稳定型心绞痛和急性心肌梗死不稳定型心绞痛包括初发型心绞痛、恶化劳力型心绞痛、静息型心绞痛等。通常疼痛发作较频繁、持续时间延长、对药物治疗反应差,常伴随出汗、恶心呕吐、濒死感等症状。

3.肋间神经痛

本病疼痛常累及1～2个肋间,沿肋间神经走向,疼痛性质为刺痛或灼痛,持续性而非发作性,咳嗽、用力呼吸和身体转动可使疼痛加剧,局部有压痛。

4.其他疾病

其他疾病包括主动脉严重狭窄或关闭不全、冠状动脉炎引起的冠状动脉口狭窄或闭塞、肥厚型心肌病、X综合征等疾病均可引起心绞痛,要根据其他临床表现来鉴别。此外,还需与胃食管反流、食管动力障碍、食管裂孔疝等食管疾病及消化性溃疡、颈椎病等鉴别。

七、治疗

治疗有两个主要目的:一是预防心肌梗死和猝死,改善预后;二是减轻症状,提高生活质量。

(一)一般治疗

症状出现时立刻休息,在停止活动后 3～5 分钟症状即可消除。应尽量避免各种确知的诱发因素,如过度的体力活动、情绪激动、饱餐等,冬天注意保暖。调节饮食,特别是一次进食不宜过饱,避免油腻饮食,禁绝烟酒。调整日常生活与工作量;减轻精神负担;同时治疗贫血、甲状腺功能亢进等相关疾病。

(二)药物治疗

药物治疗的目的是预防心肌梗死和猝死,改善生存率;减轻症状和缺血发作,改善生活质量。在选择治疗药物时,应首先考虑预防心肌梗死和死亡。此外,应积极处理心血管病危险因素。

1.预防心肌梗死和死亡的药物治疗

(1)抗血小板治疗:冠状动脉内血栓形成是急性冠心病事件发生的主要特点,而血小板的激活和白色血栓的形成,是冠状动脉内血栓的最早期形式。因此,在冠心病患者,抑制血小板功能对于预防事件、降低心血管死亡具有重要意义。

阿司匹林:通过抑制血小板环氧化酶从而抑制血栓素 A_2(TXA_2)诱导的血小板聚集,防止血栓形成。研究表明,阿司匹林治疗能使稳定型心绞痛患者心血管不良事件的相对危险性降低 33%,在所有缺血性心脏病的患者,无论有否症状,只要没有禁忌证,应常规、终身服用阿司匹林 75～150 mg/d。阿司匹林不良反应主要是胃肠道症状,并与剂量有关。阿司匹林引起消化道出血的年发生率为 1‰～2‰,其禁忌证包括过敏、严重未经治疗的高血压、活动性消化性溃疡、局部出血和出血体质。因胃肠道症状不能耐受阿司匹林的患者,在使用氯吡格雷代替阿司匹林的同时,应使用质子泵抑制剂(如奥美拉唑)。

二磷酸腺苷(ADP)受体拮抗剂:通过 ADP 受体抑制血小板内钙离子活性,从而发挥抗血小板作用,主要抑制 ADP 诱导的血小板聚集。常用药物包括氯吡格雷和噻氯匹定,氯吡格雷的应用剂量为 75 mg,每天 1 次;噻氯匹定为 250 mg,1～2 次/天。由于噻氯匹定可以引起白细胞计数、中性粒细胞和血小板计数减少,因此要定期做血常规检查,目前已经很少使用。在使用阿司匹林有禁忌证时可口服氯吡格雷。在稳定型心绞痛患者,目前尚无足够证据推荐联合使用阿司匹林和氯吡格雷。

(2)β 肾上腺素能受体阻滞剂(β 受体阻滞剂):β 受体阻滞剂对冠心病病死率影响的荟萃分析显示,心肌梗死后患者长期接受 β 受体阻滞剂治疗,可以使病死率降低24%。而具有内在拟交感活性的β受体阻滞剂心脏保护作用较差，故推荐使用无内在拟交感活性的β受体阻滞剂（如美托洛尔、比索洛尔、阿罗洛尔、普萘洛尔等）。β受体阻滞剂的使用剂量应个体化，从较小剂量开始，逐级增加剂量，以达到缓解症状、改善预后的目的。β受体阻滞剂治疗过程中，以清醒时静息心率不低于50次/分为宜。

β受体阻滞剂长期应用可以显著降低冠心病患者心血管事件的患病率和病死率，为冠心病二级预防的首选药物，应终身服用。如果必须停药时应逐步减量，突然停用可能引起症状反跳，甚至诱发急性心肌梗死。对慢性阻塞性肺部/支气管哮喘、心力衰竭、外周血管病患者，应谨慎使用β受体阻滞剂，对显著心动过缓（用药前清醒时心率<50次/分）或高度房室传导阻滞者不用为宜。

(3)HMG-CoA还原酶抑制剂（他汀类药物）：他汀类药物通过抑制胆固醇合成，在治疗冠状动脉粥样硬化中起重要作用，大量临床研究和荟萃分析均证实，降低胆固醇（主要是低密度脂蛋白胆固醇，LDL-C）治疗与冠心病病死率和总病死率的降低有明显的相关性。他汀类药物还可以改善血管内皮细胞的功能、抑制炎症反应、稳定斑块、促使动脉粥样硬化斑块消退，从而发挥调脂以外的心血管保护作用。稳定型心绞痛的患者（高危）应长期接受他汀类治疗，建议将LDL-C降低至2.6 mmol/L(100 mg/dL)以下，对合并糖尿病者（极高危），应将LDL-C降低至2.1 mmol/L(80 mg/dL)以下。

(4)血管紧张素转换酶抑制剂（ACEI）：ACEI治疗在降低稳定型冠心病缺血性事件方面有重要作用。ACEI能逆转左心室肥厚、血管增厚，延缓动脉粥样硬化进展，能减少斑块破裂和血栓形成，另外有利于心肌氧供/氧耗平衡和心脏血流动力学，并降低交感神经活性。推荐用于冠心病患者的二级预防，尤其是合并高血压、糖尿病和心功能不全的患者。HOPE、PEACE和EUROPA研究的荟萃分析显示，ACEI用于稳定型心绞痛患者，与安慰剂相比，可以使所有原因导致的死亡降低14%、非致死性心肌梗死降低18%、所有原因导致的卒中降低23%。收缩压<12.0 kPa(90 mmHg)、肾衰竭、双侧肾动脉狭窄和过敏者，不宜使用。其不良反应包括干咳、低血压和罕见的血管性水肿。

2.抗心绞痛和抗缺血治疗

(1)β受体阻滞剂：通过阻断儿茶酚胺对心率和心收缩力的刺激作用。减慢心率、降低血压、抑制心肌收缩力，从而降低心肌氧耗量，预防和缓解心绞痛的发作。由于心率减慢后心室射血时间和舒张期充盈时间均延长，舒张末心室容积（前负荷）增加，在一定程度上抵消了心率减慢引起的心肌耗氧量下降，因此与硝

酸酯类药物联合可以减少舒张期静脉回流，而且β受体阻滞剂可以抑制硝酸酯给药后对交感神经系统的兴奋作用，获得药物协同作用。

(2)硝酸酯类药物：这类药物通过扩张容量血管、减少静脉回流、降低心室容量、心腔内压和心室壁张力，同时对动脉系统有轻度扩张作用，降低心脏后负荷，从而降低心肌耗氧量。此外，硝酸酯可以扩张冠状动脉，增加心肌供氧，从而改善心肌氧供和氧耗的失平衡，缓解心绞痛症状。近期研究发现，硝酸酯还具有抑制血小板聚集的作用，其临床意义有待于进一步证实。

硝酸甘油：为缓解心绞痛发作，可使用起效较快的硝酸甘油舌下含片，1～2片(0.3～0.6 mg)，舌下含化，通过口腔黏膜迅速吸收，给药后1～2分钟即开始起作用，约10分钟后作用消失。大部分患者在给药3分钟内见效，如果用药后症状仍持续10分钟以上，应考虑舌下硝酸甘油无效。延迟见效或无效时，应考虑药物是否过期或未溶解，或应质疑患者的症状是否为稳定型心绞痛。硝酸甘油口腔气雾剂也常用于缓解心绞痛发作，作用方式同舌下含片。用2%硝酸甘油油膏或贴片(含5～10 mg)涂或贴在胸前或上臂皮肤而缓慢吸收，适用于预防心绞痛发作。

二硝酸异山梨酯：二硝酸异山梨酯口服3次/天，每次5～20 mg，服后半小时起作用，持续3～5小时。本药舌下含化后2～5分钟见效，作用维持2～3小时，每次5～10 mg。口服二硝酸异山梨酯肝脏首过效应明显，生物利用度仅20%～30%。气雾剂通过黏膜直接吸收，起效迅速，生物利用度相对较高。

5-单硝酸异山梨酯：为二硝酸异山梨酯的两种代谢产物之一，半衰期长达4～6小时，口服吸收完全，普通剂型每天给药2次，缓释剂型每天给药1次。

硝酸酯药物持续应用的主要问题是产生耐药性，其机制尚未明确，可能与体内巯基过度消耗、肾素-血管紧张素-醛固酮(RAS)系统激活等因素有关。防止发生耐药的最有效方法是偏心给药，保证每天足够长(8～10小时)的无硝酸酯期。硝酸酯药物的不良作用有头晕、头胀痛、头部跳动感、面红、心悸等，偶有血压下降(静脉给药时相对多见)。

(3)钙通道阻滞剂：本类药物抑制钙离子进入心肌内，抑制心肌细胞兴奋收缩耦联中钙离子的作用。因而抑制心肌收缩；扩张周围血管，降低动脉压，降低心脏后负荷，因此减少心肌耗氧量。钙通道阻滞剂可以扩张冠状动脉，解除冠状动脉痉挛，改善心内膜下心肌的供血。此外，试验研究发现钙通道阻滞剂还可以降低血黏度，抑制血小板聚集，改善心肌的微循环。常用制剂包括二氢吡啶类钙通道阻滞剂(氨氯地平、硝苯地平等)和非二氢吡啶类钙通道阻滞剂(硫氮䓬酮等)。

钙通道阻滞剂在减轻心肌缺血和缓解心绞痛方面,与β受体阻滞剂疗效相当。在单用β受体阻滞剂症状控制不满意时,二氢吡啶类钙通道阻滞剂可以与β受体阻滞剂合用,获得协同的抗心绞痛作用。与硝酸酯联合使用,也有助于缓解症状。应避免将非二氢吡啶类钙通道阻滞剂与β受体阻滞剂合用,以免两类药物的协同作用导致对心脏的过度抑制。

推荐使用控释、缓释或长效剂型,避免使用短效制剂,以免明显激活交感神经系统。常见的不良反应包括胫前水肿、便秘、头痛、面色潮红、嗜睡、心动过缓和房室传导阻滞等。

(三)经皮冠状动脉介入治疗

经皮冠状动脉介入治疗(PCI)包括经皮冠状动脉球囊成形术(PTCA)、冠状动脉支架植入术和粥样斑块销蚀技术。自1977年首例PTCA应用于临床以来,PCI术成为冠心病治疗的重要手段之一。COURAGE研究显示,与单纯理想的药物治疗相比,PCI+理想药物治疗能减少血运重建的次数,提高患者的生活质量(活动耐量增加),但是心肌梗死的发生和病死率与单纯药物治疗无显著差异。对COURAGE研究进一步分析显示,对左心室缺血面积>10%的患者,PCI+理想药物治疗对硬终点的影响优于单纯药物治疗。随着新技术的出现,尤其是药物洗脱支架(DES)及新型抗血小板药物的应用,远期疗效明显提高。冠状动脉介入治疗不仅可以改善生活质量,而且可明显降低高危患者的心肌梗死发生率和病死率。

(四)冠状动脉旁路手术

冠状动脉旁路手术(CABG)是使用患者自身的大隐静脉、内乳动脉或桡动脉作为旁路移植材料,一端吻合在主动脉,另一端吻合在有病变的冠状动脉段的远端,通过引流主动脉血流以改善病变冠状动脉所供血心肌区域的血流供应。CABG术前进行选择性冠状动脉造影,了解冠状动脉病变的程度和范围,以供制订手术计划(包括决定移植血管的根数)的参考。目前,在发达的国家和地区,CABG已成为最普通的择期心脏外科手术,对缓解心绞痛、改善冠心病长期预后有很好效果。随着动脉化旁路手术的开展,极大提高了移植血管桥的远期开通率;微创冠状动脉手术及非体外循环的CABG均在一定程度上减少创伤及围手术期并发症的发生,患者能够很快恢复。目前,CABG总的手术死亡率在1%~4%。

对于低危(年病死率<1%)的患者,CABG并不比药物治疗给患者更多的预

后获益。因此，CABG 的适应证主要包括：①冠状动脉多支血管病变，尤其是合并糖尿病的患者。②冠状动脉左主干病变。③不适合于行介入治疗的严重冠状血管病变患者。④心肌梗死后合并室壁瘤，需要进行室壁瘤切除的患者。⑤闭塞段的远段管腔通畅，血管供应区有存活心肌。

八、预后

稳定型心绞痛患者在接受规律的冠心病二级预防后，大多数患者的冠状动脉粥样斑块能长期保持稳定，患者能够长期存活。决定稳定型心绞痛患者预后的主要因素包括冠状动脉病变的部位和范围、左心室功能、合并的心血管危险因子（如吸烟、糖尿病、高血压等）控制情况、是否坚持规律的冠心病二级预防治疗。一旦患者心绞痛发作在短期内变得频繁、程度严重、对药物治疗反应差，应考虑发生急性冠脉综合征，应采取更积极的药物治疗和血运重建治疗。

第二节　不稳定型心绞痛

一、定义

临床上，将原来的初发型心绞痛、恶化型心绞痛和各型自发性心绞痛广义地统称为不稳定型心绞痛。其特点是疼痛发作频率增加、程度加重、持续时间延长、发作诱因改变，甚至休息时亦出现持续时间较长的心绞痛。含化硝酸甘油效果差，或无效。本型心绞痛介于稳定型心绞痛和急性心肌梗死之间，易发展为心肌梗死，但无心肌梗死的心电图及血清酶学改变。

不稳定型心绞痛是介于稳定型心绞痛和急性心肌梗死之间的一组临床心绞痛综合征。有学者认为除了稳定的劳力性心绞痛为稳定型心绞痛外，其他所有的心绞痛均属于不稳定型心绞痛，包括初发劳力型心绞痛、恶化劳力型心绞痛、卧位型心绞痛、夜间发作的心绞痛、变异型心绞痛、梗死前心绞痛、梗死后心绞痛和混合型心绞痛。如果劳力性和自发性心绞痛同时发生在一个患者身上，则称为混合型心绞痛。

不稳定型心绞痛具有独特的病理生理机制及临床预后，如果得不到恰当及时的治疗，可能发展为急性心肌梗死。

二、病因及发病机制

目前认为有5种因素与产生不稳定型心绞痛有关，它们相互关联。

(一)冠脉粥样硬化斑块上有非阻塞性血栓

其为最常见的发病原因，冠脉内粥样硬化斑块破裂诱发血小板聚集及血栓形成，血栓形成和自溶过程的动态不平衡过程，导致冠脉发生不稳定的不完全性阻塞。

(二)动力性冠脉阻塞

在冠脉器质性狭窄基础上，病变局部的冠脉发生异常收缩、痉挛导致冠脉功能性狭窄，进一步加重心肌缺血，产生不稳定型心绞痛。这种局限性痉挛与内皮细胞功能紊乱、血管收缩反应过度有关，常发生在冠脉粥样硬化的斑块部位。

(三)冠状动脉严重狭窄

冠脉以斑块导致的固定性狭窄为主，不伴有痉挛或血栓形成，见于某些冠脉斑块逐渐增大、管腔狭窄进行性加重的患者，或PCI术后再狭窄的患者。

(四)冠状动脉炎症

近年来研究认为斑块发生破裂与其局部的炎症反应有十分密切的关系。在炎症反应中感染因素可能也起一定作用，其感染物可能是巨细胞病毒和肺炎衣原体。这些患者炎症递质标志物水平检测常有明显增高。

(五)全身疾病加重的不稳定型心绞痛

在原有冠脉粥样硬化性狭窄基础上，由于外源性诱发因素影响冠脉血管导致心肌氧的供求失衡，心绞痛恶化加重。常见原因：①心肌需氧增加，如发热、心动过速、甲状腺功能亢进等。②冠脉血流减少，如低血压、休克。③心肌氧释放减少，如贫血、低氧血症。

三、临床表现

(一)症状

临床上，不稳定型心绞痛可表现为新近发生(1个月内)的劳力型心绞痛，或原有稳定型心绞痛的主要特征近期内发生了变化，如心前区疼痛发作更频繁、程度更严重、时间也延长，轻微活动甚至在休息也发作。少数不稳定型心绞痛患者可无胸部不适表现，仅表现为颌、耳、颈、臂或上胸部发作性疼痛不适，或表现为发作性呼吸困难，其他还可表现为发作性恶心、呕吐、出汗和不能解释的疲乏

症状。

(二)体格检查

一般无特异性体征。心肌缺血发作时可发现反常的左心室心尖冲动,听诊有心率增快和第一心音减弱,可闻及第三心音、第四心音或二尖瓣反流性杂音。当心绞痛发作时间较长,或心肌缺血较严重时,可发生左心室功能不全的表现,如双肺底细小水泡音,甚至急性肺水肿或伴低血压。也可发生各种心律失常。

体检的主要目的是努力寻找诱发不稳定型心绞痛的原因,如难以控制的高血压、低血压、心律失常、梗阻性肥厚型心肌病、贫血、发热、甲状腺功能亢进、肺部疾病等,并确定心绞痛对患者血流动力学的影响,如对生命体征、心功能、乳头肌功能或二尖瓣功能等的影响,这些体征的存在高度提示预后不良。

体检对胸痛患者的鉴别诊断至关重要,有几种疾病状态如得不到及时准确诊断,即可能出现严重后果。如背痛、胸痛、脉搏不整,心脏听诊发现主动脉瓣关闭不全的杂音,提示主动脉夹层破裂,心包摩擦音提示急性心包炎,而奇脉提示心脏压塞,气胸表现为气管移位、急性呼吸困难、胸膜疼痛和呼吸音改变等。

(三)临床类型

1.静息心绞痛

心绞痛发生在休息时,发作时间较长,含服硝酸甘油效果欠佳,病程 1 个月以内。

2.初发劳力型心绞痛

新近发生的严重心绞痛(发病时间在 1 个月以内),CCS(加拿大心脏病学会的劳力型心绞痛分级标准,表 3-1)分级,Ⅲ级以上的心绞痛为初发性心绞痛,尤其注意近 48 小时内有无静息心绞痛发作及其发作频率变化。

表 3-1 加拿大心脏病学会的劳力型心绞痛分级标准

分级	特点
Ⅰ级	一般日常活动例如走路、登楼不引起心绞痛,心绞痛发生在剧烈、速度快或长时间的体力活动或运动后
Ⅱ级	日常活动轻度受限,心绞痛发生在快步行走、登楼、餐后行走、冷空气中行走、逆风行走或情绪波动后活动
Ⅲ级	日常活动明显受限,心绞痛发生在路一般速度行走时
Ⅳ级	轻微活动即可诱发心绞痛患者不能做任何体力活动,但休息时无心绞痛发作

3.恶化劳力型心绞痛

既往诊断的心绞痛，最近发作次数频繁、持续时间延长或痛阈降低(CCS分级增加Ⅰ级以上或CCS分级Ⅲ级以上)。

4.心肌梗死后心绞痛

急性心肌梗死24小时以后至1个月内发生的心绞痛。

5.变异型心绞痛

休息或一般活动时发生的心绞痛，发作时心电图显示暂时性ST段抬高。

四、辅助检查

(一)心电图检查

不稳定型心绞痛患者中，常有伴随症状而出现的短暂的ST段偏移伴或不伴有T波倒置，但不是所有不稳定型心绞痛患者都发生这种心电图改变。心电图变化随着胸痛的缓解而常完全或部分恢复。症状缓解后，ST段抬高或降低，或T波倒置不能完全恢复，是预后不良的标志。伴随症状产生的ST段、T波改变持续超过12小时者可能提示非ST段抬高心肌梗死。此外，临床表现拟诊为不稳定型心绞痛的患者，胸导联T波呈明显对称性倒置(≥0.2 mV)，高度提示急性心肌缺血，可能由前降支严重狭窄所致。胸痛患者心电图正常也不能排除不稳定型心绞痛可能。若发作时倒置的T波呈伪性改变(假正常化)，发作后T波恢复原倒置状态；或以前心电图正常者近期内出现心前区多导联T波深倒，在排除非Q波性心肌梗死后结合临床也应考虑不稳定型心绞痛的诊断。

不稳定型心绞痛患者中有75%～88%的一过性ST段改变不伴有相关症状，为无痛性心肌缺血。动态心电图检查不仅有助于检出上述心肌缺血的动态变化，还可用于不稳定型心绞痛患者常规抗心绞痛药物治疗的评估及是否需要进行冠状动脉造影和血管重建术的参考指标。

(二)心脏生化标记物

心脏肌钙蛋白：肌钙蛋白复合物包括3个亚单位，即肌钙蛋白T(TnT)、肌钙蛋白I(TnI)和肌钙蛋白C(TnC)，目前只有TnT和TnI应用于临床。约有35%不稳定型心绞痛患者显示血清TnT水平增高，但其增高的幅度与持续的时间与急性心肌梗死(AMI)有差别。AMI患者TnT＞3 ng/mL者占88%，非Q波心肌梗死中仅占17%，不稳定型心绞痛中无TnT＞3 ng/mL者。因此，TnT升高的幅度和持续时间可作为不稳定型心绞痛与AMI的鉴别诊断之参考。

不稳定型心绞痛患者TnT和TnI升高者较正常者预后差。临床怀疑不稳定型

心绞痛者 TnT 定性试验为阳性结果者表明有心肌损伤(相当于 TnT＞0.05 μg/L)，但如为阴性结果并不能排除不稳定型心绞痛的可能性。

(三)冠状动脉造影

目前仍是诊断冠心病的金标准。在长期稳定型心绞痛的基础上出现的不稳定型心绞痛常提示为多支冠脉病变，而新发的静息心绞痛可能为单支冠脉病变。冠脉造影结果正常提示可能是冠脉痉挛、冠脉内血栓自发性溶解、微循环系统异常等原因引起，或冠脉造影病变漏诊。

不稳定型心绞痛有以下情况时应视为冠脉造影强适应证：①近期内心绞痛反复发作，胸痛持续时间较长，药物治疗效果不满意者可考虑及时行冠状动脉造影，以决定是否急诊介入性治疗或急诊冠状动脉旁路移植术(CABG)。②原有劳力性心绞痛近期内突然出现休息时频繁发作者。③近期活动耐量明显减低，特别是低于 BruceⅡ级或 4METs 者。④梗死后心绞痛。⑤原有陈旧性心肌梗死，近期出现由非梗死区缺血所致的劳力性心绞痛。⑥严重心律失常、LVEF＜40%或充血性心力衰竭。

(四)螺旋 CT 血管造影(CTA)

近年来，多层螺旋 CT 尤其是 64 排螺旋 CTA 在冠心病诊断中正在推广应用。CTA 能够清晰显示冠脉主干及其分支狭窄、钙化、开口起源异常及桥血管病变。有资料显示，CTA 诊断冠状动脉病变的灵敏度96.33%、特异度 98.16%，阳性预测值 97.22%，阴性预测值97.56%。其中对左主干、左前降支病变及＞75%的病变灵敏度最高，分别达到 100%和94.4%。CTA 对冠状动脉狭窄病变、桥血管、开口畸形、支架管腔、斑块形态均显影良好，对钙化病变诊断率优于冠状动脉造影，阴性者可排除冠心病，阳性者应进一步行冠状动脉造影检查。另外，CTA 也可以作为冠心病高危人群无创性筛选检查及冠脉支架术后随访手段。

(五)其他

其他非创伤性检查包括运动平板试验、运动放射性核素心肌灌注扫描、药物负荷试验、超声心动图等，也有助于诊断。通过非创伤性检查可以帮助决定冠状动脉造影单支临界性病变是否需要做介入性治疗，明确缺血相关血管，为血运重建治疗提供依据。同时可以提供有否存活心肌的证据，也可作为经皮腔内冠状动脉成形术(PTCA)后判断有否再狭窄的重要对比资料。但不稳定型心绞痛急性期应避免做任何形式的负荷试验，这些检查宜放在病情稳定后进行。

五、诊断

(一)诊断依据

对同时具备下述情形者，应诊断为不稳定型心绞痛。

(1)临床新出现或恶化的心肌缺血症状表现(心绞痛、急性左心衰竭)或心电图心肌缺血图形。

(2)无或仅有轻度的心肌酶(肌酸激酶同工酶)或 TnT、TnI 增高(未超过 2 倍正常值)，且心电图无 ST 段持续抬高。应根据心绞痛发作的性质、特点、发作时体征和发作时心电图改变及冠心病危险因素等，结合临床综合判断，以提高诊断的准确性。心绞痛发作时心电图 ST 段抬高或压低的动态变化或左束支阻滞等具有诊断价值。

(二)危险分层

不稳定型心绞痛的诊断确立后，应进一步进行危险分层，以便于对其进行预后评估和干预措施的选择。

1.中华医学会心血管分会关于不稳定型心绞痛的危险度分层

根据心绞痛发作情况，发作时 ST 段下移程度及发作时患者的一些特殊体征变化，将不稳定型心绞痛患者分为高、中、低危险组(表 3-2)。

表 3-2　不稳定型心绞痛临床危险度分层

组别	心绞痛类型	发作时 ST 降低幅/mm	持续时间/min	肌钙蛋白 T 或 I
低危险组	初发、恶化劳力型，无静息时发作	≤1	<20	正常
中危险组	1 个月内出现的静息心绞痛，但 48 小时内无发作者(多数由劳力型心绞痛进展而来)或梗死后心绞痛	>1	<20	正常或轻度升高
高危险组	48 小时内反复发作静息心绞痛或梗死后心绞痛	>1	>20	升高

注：①陈旧性心肌梗死患者其危险度分层上调一级，若心绞痛是由非梗死区缺血所致时，应视为高危险组。②左心室射血分数(LVEF)<40%，应视为高危险组。③若心绞痛发作时并发左心功能不全、二尖瓣反流、严重心律失常或低血压[SBP ≤12.0 kPa(90 mmHg)]，应视为高危险组。④当横向指标不一致时，按危险度高的指标归类。例如：心绞痛类型为低危险组，但心绞痛发作时 ST 段压低>1 mm，应归入中危险组。

2.美国 ACC/AHA 关于不稳定型心绞痛/非 ST 段抬高心肌梗死危险分层

其见表 3-3。

表 3-3　ACC/AHA 关于不稳定型心绞痛/非 ST 段抬高心肌梗死的危险分层

危险分层	高危(至少有下列特征之一)	中危(无高危特点但有以下特征之一)	低危(无高中危特点但有下列特点之一)
病史	近 48 小时内加重的缺血性胸痛发作	既往 MI、外围血管或脑血管病,或 CABG,曾用过阿司匹林	近 2 周内发生的 CCS 分级Ⅲ级或以上伴有高、中度冠脉病变可能者
胸痛性质	静息心绞痛>20 分钟	静息心绞痛>20 分钟,现已缓解,有高、中度冠脉病变可能性,静息心绞痛<20 分钟,经休息或含服硝酸甘油缓解	无自发性心绞痛>20 分钟持续发作
临床体征或发现	第三心音、新的或加重的奔马律,左心室功能不全(EF<40%),二尖瓣反流,严重心律失常或低血压[SBP≤12.0 kPa (90 mmHg)]或存在与缺血有关的肺水肿,年龄>75 岁	年龄>75 岁	
心电图变化	休息时胸痛发作伴 ST 段变化>0.1 mV;新出现 Q 波,束支传导阻滞;持续性室性心动过速	T 波倒置>0.2 mV,病理性 Q 波	胸痛期间心电图正常或无变化
肌钙蛋白监测	明显增高(TnT 或 TnI>0.1 μg/mL)	轻度升高(即 TnT>0.01,但<0.1 μg/mL)	正常

六、鉴别诊断

在确定患者为心绞痛发作后,还应对其是否稳定做出判断。

与稳定型心绞痛相比,不稳定型心绞痛症状特点是短期内疼痛发作频率增加、无规律,程度加重、持续时间延长、发作诱因改变或不明显,甚至休息时亦出现持续时间较长的心绞痛,含化硝酸甘油效果差,或无效,或出现了新的症状如呼吸困难、头晕甚至昏厥等。不稳定型心绞痛的常见临床类型包括初发劳力型心绞痛、恶化劳力型心绞痛、卧位型心绞痛、夜间发作的心绞痛、变异型心绞痛、梗死前心绞痛、梗死后心绞痛和混合型心绞痛。

临床上,常将不稳定型心绞痛和非 ST 段抬高心肌梗死及 ST 段抬高心肌梗死统称为急性冠脉综合征。

不稳定型心绞痛和非 ST 段抬高心肌梗死是在病因和临床表现上相似、但严重程度不同而又密切相关的两种临床综合征，其主要区别在于缺血是否严重到导致足够量的心肌损害，以至于能检测到心肌损害的标志物肌钙蛋白(TnI、TnT)或肌酸激酶同工酶(CK-MB)水平升高。如果反映心肌坏死的标记物在正常范围内或仅轻微增高(未超过 2 倍正常值)，就诊断为不稳定型心绞痛，而当心肌坏死标志物超过正常值 2 倍时，则诊断为非 ST 段抬高心肌梗死。

不稳定型心绞痛和 ST 段抬高心肌梗死的区别，在于后者在胸痛发作的同时出现典型的ST 段抬高并具有相应的动态改变过程和心肌酶学改变。

七、治疗

不稳定型心绞痛的治疗目标是控制心肌缺血发作和预防急性心肌梗死。治疗措施包括内科药物治疗、PCI 和 CABG。

不稳定型心绞痛的危险分层和治疗过程可以参考图 3-1。

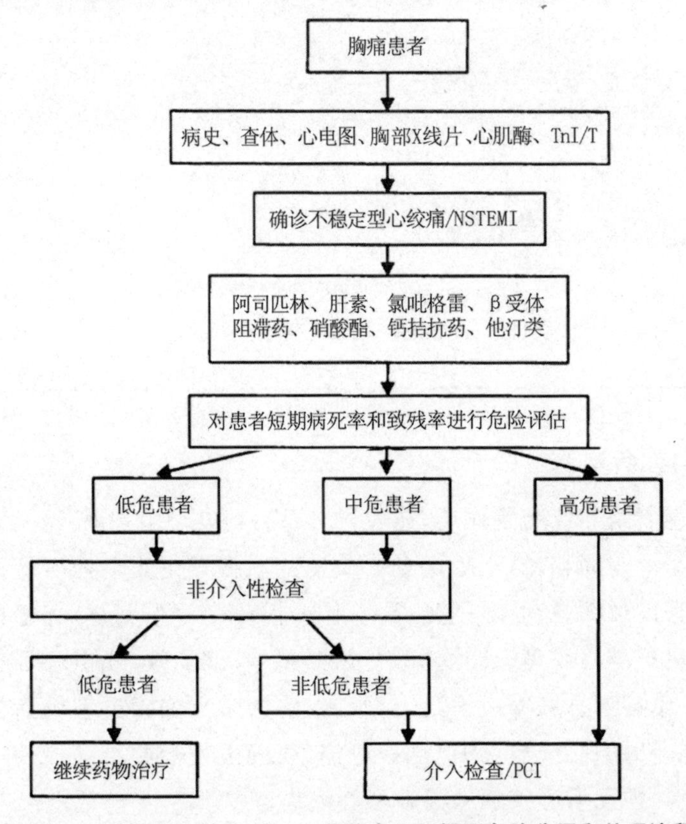

图 3-1　不稳定型心绞痛/非 ST 段抬高心肌梗死危险分层和处理流程

(一)一般治疗

对于符合不稳定型心绞痛诊断的患者应及时收住院治疗(最好收入监护病房),急性期卧床休息1～3天,吸氧,持续心电监测。对于低危险组患者留观期间未再发生心绞痛,心电图也无缺血改变,无左心衰竭的临床证据,留观12～24小时期间未发现有CK-MB升高,TnT或TnI正常者,可在留观24～48小时后出院。对于中危或高危组的患者特别是TnT或TnI升高者,住院时间相对延长,内科治疗也应强化。

(二)药物治疗

1.控制心绞痛发作

(1)硝酸酯类:硝酸甘油主要通过扩张静脉,减轻心脏前负荷来缓解心绞痛发作。心绞痛发作时应舌下含化硝酸甘油,初次含硝酸甘油的患者以先含0.5 mg为宜。对于已有含服经验的患者,心绞痛发作时若含0.5 mg无效,可在3～5分钟追加1次,若连续含硝酸甘油1.5～2 mg仍不能控制疼痛症状,需应用强镇痛药以缓解疼痛,并随即采用硝酸甘油或硝酸异山梨酯静脉滴注,硝酸甘油的剂量以5 μg/min开始,以后每5～10分钟增加5 μg/min,直至症状缓解或收缩压降低1.3 kPa(10 mmHg),最高剂量一般不超过80～100 μg/min,一旦患者出现头痛或血压降低[SBP<12.0 kPa(90 mmHg)]应迅速减少静脉滴注的剂量。维持静脉滴注的剂量以10～30 μg/min为宜。对于中危和高危险组的患者,硝酸甘油持续静脉滴注24～48小时即可,以免产生耐药性而降低疗效。

常用口服硝酸酯类药物:心绞痛缓解后可改为硝酸酯类口服药物。常用药物有硝酸异山梨酯(消心痛)和5-单硝酸异山梨酯。硝酸异山梨酯作用的持续时间为4～5小时,故以每天3～4次口服为妥,对劳力性心绞痛患者应集中在白天给药。5-单硝酸异山梨酯可采用每天2次给药。若白天和夜间或清晨均有心绞痛发作者,硝酸异山梨酯可每6小时给药1次,但宜短期治疗以避免耐药性。对于频繁发作的不稳定型心绞痛患者口服硝酸异山梨酯短效药物的疗效常优于服用5-单硝类的长效药物。硝酸异山梨酯的使用剂量可以从10 mg/次开始,当症状控制不满意时可逐渐加大剂量,一般不超过每次40 mg,只要患者心绞痛发作时口含硝酸甘油有效,即是增加硝酸异山梨酯剂量的指征,若患者反复口含硝酸甘油不能缓解症状,常提示患者有极为严重的冠状动脉阻塞病变,此时即使加大硝酸异山梨酯剂量也不一定能取得良好效果。

(2)β受体阻滞剂:通过减慢心率、降低血压和抑制心肌收缩力而降低心肌耗氧量,从而缓解心绞痛症状,对改善近、远期预后有益。

对不稳定型心绞痛患者控制心绞痛症状及改善其近、远期预后均有好处,除有禁忌证外,主张常规服用。首选具有心脏选择性的药物,如阿替洛尔、美托洛尔和比索洛尔等。除少数症状严重者可采用静脉推注β受体阻滞剂外,一般主张直接口服给药。剂量应个体化,根据症状、心率及血压情况调整剂量。阿替洛尔常用剂量为12.5～25 mg,每天2次,美托洛尔常用剂量为25～50 mg,每天2或3次,比索洛尔常用剂量为5～10 mg,每天1次,不伴有劳力性心绞痛的变异性心绞痛不主张使用。

(3)钙通道阻滞剂:通过扩张外周血管和解除冠状动脉痉挛而缓解心绞痛,也能改善心室舒张功能和心室顺应性。非二氢吡啶类有减慢心率和减慢房室传导作用。常用药物有两类。①二氢吡啶类钙通道阻滞剂:硝苯地平对缓解冠状动脉痉挛有独到的效果,故为变异性心绞痛的首选用药,一般剂量为10～20 mg,每6小时1次,若仍不能有效控制变异性心绞痛的发作还可与地尔硫䓬合用,以产生更强的解除冠状动脉痉挛的作用,当病情稳定后可改为缓释和控释制剂。对合并高血压病者,应与β受体阻滞剂合用。②非二氢吡啶类钙通道阻滞剂:地尔硫䓬有减慢心率、降低心肌收缩力的作用,故较硝苯地平更常用于控制心绞痛发作。一般使用剂量为30～60 mg,每天3～4次。该药可与硝酸酯类合用,亦可与β受体阻滞剂合用,但与后者合用时需密切注意心率和心功能变化。

如心绞痛反复发作,静脉滴注硝酸甘油不能控制时,可试用地尔硫䓬短期静脉滴注,使用方法为5～15 μg/(kg·min),可持续静脉滴注24～48小时,在静脉滴注过程中需密切观察心率、血压的变化,如静息心率低于50次/分,应减少剂量或停用。

钙通道阻滞剂用于控制下列患者的进行性缺血或复发性缺血症状:①已经使用足量硝酸酯类和β受体阻滞剂的患者。②不能耐受硝酸酯类和β受体阻滞剂的患者。③变异性心绞痛的患者。因此,对于严重不稳定型心绞痛患者常需联合应用硝酸酯类、β受体阻滞剂和钙通道阻滞剂。

2.抗血小板治疗

阿司匹林为首选药物。急性期剂量应在150～300 mg/d,可达到快速抑制血小板聚集的作用,3天后可改为小剂量即50～150 mg/d维持治疗,对于存在阿司匹林禁忌证的患者,可采用氯吡格雷替代治疗,使用时应注意经常检查血常规,一旦出现明显白细胞或血小板计数降低应立即停药。

（1）阿司匹林：阿司匹林对不稳定型心绞痛治疗目的是通过抑制血小板的环氧化酶快速阻断血小板中血栓素 A_2 的形成。因小剂量阿司匹林（50～75 mg）需数天才能发挥作用。故目前主张：①尽早使用，一般应在急诊室服用第一次。②为尽快达到治疗性血药浓度，第一次应采用咀嚼法，促进药物在口腔颊部黏膜吸收。③剂量300 mg，每天 1 次，3 天后改为 100 mg，每天 1 次，很可能需终身服用。

（2）氯吡格雷：为第二代抗血小板聚集的药物，通过选择性地与血小板表面腺苷酸环化酶耦联的 ADP 受体结合而不可逆地抑制血小板的聚集，且不影响阿司匹林阻滞的环氧化酶通道，与阿司匹林合用可明显增加抗凝效果，对阿司匹林过敏者可单独使用。噻氯匹定的最严重不良反应是中性粒细胞减少，见于连续治疗 2 周以上的患者，易出现血小板减少和出血时间延长，亦可引起血栓性血小板减少性紫癜，而氯吡格雷则不明显，目前在临床上已基本取代噻氯匹定。目前，对于不稳定型心绞痛患者和接受介入治疗的患者多主张强化血小板治疗，即二联抗血小板治疗，在常规服用阿司匹林的基础上立即给予氯吡格雷治疗至少 1 个月，亦可延长至 9 个月。

（3）血小板糖蛋白Ⅱb/Ⅲa 受体抑制剂：为第三代血小板抑制剂，主要通过占据血小板表面的糖蛋白Ⅱb/Ⅲa 受体，抑制纤维蛋白原结合而防止血小板聚集。但其口服制剂疗效及安全性令人失望。静脉制剂主要有阿昔单抗和非抗体复合物替洛非班、拉米非班、塞米非班、依替巴肽、来达非班等，其在注射停止后数小时作用消失。目前，临床常用药物有盐酸替罗非班注射液，是一种非肽类的血小板糖蛋白Ⅱb/Ⅲa受体的可逆性阻滞剂，能有效地阻止纤维蛋白原与血小板表面的糖蛋白Ⅱb/Ⅲa 受体结合，从而阻断血小板的交联和聚集。盐酸替罗非班对血小板功能的抑制的时间与药物的血浆浓度相平行，停药后血小板功能迅速恢复到基线水平。在不稳定型心绞痛患者盐酸替罗非班静脉输注可分两步，在肝素和阿司匹林应用条件下，可先给予负荷量0.4 μg/(kg · min)（30 分钟），而后以 0.1 μg/(kg · min)维持静脉滴注48 小时。对于高度血栓倾向的冠脉血管成形术患者盐酸替罗非班两步输注方案为负荷量 10 μg/kg 于5 分钟内静脉推注，然后以0.15 μg/(kg · min)维持 16～24 小时。

3.抗凝血酶治疗

目前，临床使用的抗凝药物有普通肝素、低分子肝素和水蛭素，其他人工合成或口服的抗凝药正在研究或临床观察中。

（1）普通肝素：是常用的抗凝药，通过激活抗凝血酶而发挥抗栓作用，静脉滴注肝素会迅速产生抗凝作用，但个体差异较大，故临床需化验部分凝血活酶时间

(APTT)。一般将APTT延长至60～90秒作为治疗窗口。多数学者认为,在ST段不抬高的急性冠状动脉综合征,治疗时间为3～5天,具体用法为75 U/kg体重,静脉滴注维持,使APTT在正常的1.5～2倍。

(2)低分子肝素是由普通肝素裂解制成的小分子复合物,相对分子量2 500～7 000,具有以下特点:抗凝血酶作用弱于肝素,但保持了抗因子Ⅹa的作用,因而抗因子Ⅹa和凝血酶的作用更加均衡;抗凝效果可以预测,不需要检测APTT;与血浆和组织蛋白的亲和力弱,生物利用度高;皮下注射,给药方便;促进更多的组织因子途径抑制物生成,更好地抑制因子Ⅶ和组织因子复合物,从而增加抗凝效果等。许多研究均表明低分子肝素在不稳定型心绞痛和非ST段抬高心肌梗死的治疗中起作用至少等同或优于经静脉应用普通肝素。低分子肝素因生产厂家不同而规格各异,一般推荐量按不同厂家产品以千克体重计算皮下注射,连用一周或更长。

(3)水蛭素:是从药用水蛭唾液中分离出来的第一个直接抗凝血酶制药,通过重组技术合成的是重组水蛭素。重组水蛭素理论上优点:无须通过AT-Ⅲ激活凝血酶;不被血浆蛋白中和;能抑制凝血块黏附的凝血酶;对某一剂量有相对稳定的APTT,但主要经肾脏排泄,在肾功能不全者可导致不可预料的蓄积。多数试验证实水蛭素能有效降低死亡与非致死性心肌梗死的发生率,但出血危险有所增加。

(4)抗血栓治疗的联合应用。①阿司匹林加ADP受体阻滞剂:阿司匹林与ADP受体阻滞剂的抗血小板作用机制不同,一般认为,联合应用可以提高疗效。CURE试验表明,与单用阿司匹林相比,氯吡格雷联合使用阿司匹林可使致死性和非致死性心肌梗死降低20%,减少冠状动脉重建需要和心绞痛复发。②阿司匹林加肝素:RISC试验结果表明,男性非ST段抬高心肌梗死患者使用阿司匹林明显降低死亡或心肌梗死的危险,单独使用肝素没有受益,阿司匹林加普通肝素联合治疗的最初5天事件发生率最低。目前资料显示,普通肝素或低分子肝素与阿司匹林联合使用疗效优于单用阿司匹林;阿司匹林加低分子肝素等同于甚至可能优于阿司匹林加普通肝素。③肝素加血小板GPⅡb/Ⅲa抑制剂:PURSUTT试验结果显示,与单独应用血小板GPⅡb/Ⅲa抑制剂相比,未联合使用肝素的患者事件发生率较高。目前,多主张联合应用肝素与血小板GPⅡb/Ⅲa抑制剂。由于两者连用可延长APTT,肝素剂量应小于推荐剂量。④阿司匹林加肝素加血小板GPⅡb/Ⅲa抑制剂:目前,合并急性缺血的非ST段抬高心肌梗死的高危患者,主张三联抗血栓治疗,是目前最有效地抗血栓治疗方案。持续性或

伴有其他高危特征的胸痛患者及准备做早期介入治疗的患者，应给予该方案。

4.调脂治疗

血脂增高的干预治疗除调整饮食、控制体重、体育锻炼、控制精神紧张、戒烟、控制糖尿病等非药物干预手段外，调脂药物治疗是最重要的环节。近代治疗急性冠脉综合征的最大进展之一就是3-羟基-3甲基戊二酰辅酶A（HMGCoA）还原酶抑制剂（他汀类）药物的开发和应用，该类药物除降低总胆固醇（TC）、低密度脂蛋白胆固醇（LDL-C）、三酰甘油（TG）和升高高密度脂蛋白胆固醇（HDL-C）外，还有缩小斑块内脂质核、加固斑块纤维帽、改善内皮细胞功能、减少斑块炎性细胞数目、防止斑块破裂等作用，从而减少冠脉事件，另外还能通过改善内皮功能减弱凝血倾向，防止血栓形成，防止脂蛋白氧化，起到了抗动脉粥样硬化和抗血栓作用。随着长期的大样本的试验结果出现，已经显示他汀类强化降脂治疗和PTCA加常规治疗可同样安全有效地减少缺血事件。所有他汀类药物均有相同的不良反应，即胃肠道功能紊乱、肌痛及肝损害，儿童、孕妇及哺乳期妇女不宜应用。常见他汀类降调脂药见表3-4。

表3-4 临床常见他汀类药物剂量

药物	常用剂量/mg	用法
阿托伐他汀（立普妥）	10～80	每天1次，口服
辛伐他汀（舒降之）	10～80	每天1次，口服
洛伐他汀（美降之）	20～80	每天1次，口服
普伐他汀（普拉固）	20～40	每天1次，口服
氟伐他汀（来适可）	40～80	每天1次，口服

5.溶血栓治疗

国际多中心大样本的临床试验（TIMI ⅢB）业已证明采用AMI的溶栓方法治疗不稳定型心绞痛反而有增加AMI发生率的倾向，故已不主张采用。至于小剂量尿激酶与充分抗血小板和抗凝血酶治疗相结合是否对不稳定型心绞痛有益，仍有待临床进一步研究。

6.经皮冠状动脉介入治疗和外科手术治疗

在高危险组患者中如果存在以下情况之一则应考虑行紧急介入性治疗或CABG。

（1）虽经内科加强治疗，心绞痛仍反复发作。

（2）心绞痛发作时间明显延长超过1小时，药物治疗不能有效缓解上述缺血发作。

(3)心绞痛发作时伴有血流动力学不稳定,如出现低血压、急性左心功能不全或伴有严重心律失常等。

不稳定型心绞痛的紧急介入性治疗的风险一般高于择期介入性治疗,故在决定之前应仔细权衡。紧急介入性治疗的主要目标是以迅速开通“罪犯”病变的血管,恢复其远端血流为原则,对于多支病变的患者,可以不必一次完成全部的血管重建。对于血流动力学不稳定的患者最好同时应用主动脉内球囊反搏,力求稳定高危患者的血流动力学。除以上少数不稳定型心绞痛患者外,大多数不稳定型心绞痛患者的介入性治疗宜放在病情稳定至少 48 小时后进行。

目前认为,当不稳定型心绞痛患者经积极的药物治疗或 PCI 治疗效果不满意,或由于各种原因不能进行 PCI 时,可考虑冠脉搭桥术(CABG)治疗。对严重的多支病变和严重的主干病变、特别是左心室功能严重障碍的患者,应首先考虑 CABG。

7.不稳定型心绞痛出院后的治疗

不稳定心绞痛患者出院后仍需定期门诊随诊。低危险组的患者 1～2 个月随访 1 次,中、高危险组的患者无论是否行介入性治疗都应 1 个月随访 1 次,如果病情无变化,随访半年即可。

UA 患者出院后仍需继续服阿司匹林、β 受体阻滞剂。阿司匹林宜采用小剂量,每天 50～150 mg即可,β 受体阻滞剂宜逐渐增量至最大可耐受剂量。在冠心病的二级预防中阿司匹林和降胆固醇治疗是最重要的。降低胆固醇的治疗应参照国内降血脂治疗的建议,即血清胆固醇＞4.68 mmol/L(180 mg/dL)或低密度脂蛋白胆固醇＞2.6 mmol/L(100 mg/dL)均应服他汀类降胆固醇药物,并达到有效治疗的目标。血浆三酰甘油＞2.26 mmol/L(200 mg/dL)的冠心病患者一般也需要服降低三酰甘油的药物。其他二级预防的措施包括向患者宣教戒烟、治疗高血压和糖尿病、控制危险因素、改变不良的生活方式、合理安排膳食、适度增加活动量、减少体重等。

八、影响不稳定型心绞痛预后的因素

(1)左心室功能为最强的独立危险因素,左心室功能越差,预后也越差,因为这些患者的心脏很难耐受进一步的缺血或梗死。

(2)冠状动脉病变的部位和范围:左主干病变和右冠开口病变最具危险性,3 支冠脉病变的危险性大于双支或单支者,前降支病变危险大于右冠或回旋支病变,近端病变危险性大于远端病变。

(3)年龄是一个独立的危险因素，主要与老年人的心脏储备功能下降和其他重要器官功能降低有关。

(4)合并其他器质性疾病或危险因素：不稳定型心绞痛患者如合并肾衰竭、慢性阻塞性肺疾病、糖尿病、高血压、高血脂、脑血管病及恶性肿瘤等，均可影响不稳定型心绞痛患者的预后。其中肾功能状态还明显与PCI术预后有关。

第三节　扩张型心肌病

扩张型心肌病是以一侧或双侧心腔扩大，收缩性心力衰竭为主要特征的一组疾病。病因不明者称为原发性扩张型心肌病，由于主要表现为充血性心力衰竭，以往又被称为充血性心肌病，该病常伴心律失常，5年存活率低于50%，发病率为5/10万～10/10万，近年来有增高的趋势，男多于女，男女发病比例为2.5∶1。

一、病因

(一)遗传因素

遗传因素包括单基因遗传和基因多态性。前者包括显性和隐性两种，根据基因所在的染色体进一步分为常染色体和性染色体遗传。致病基因已经清楚者归为家族性心肌病，未清楚而又有希望的基因是编码*dystrophin*和*cardiotrophin*-1的基因。基因多态性目前以ACE的DD型研究较多，但与原发性扩张型心肌病的关系尚有待进一步证实。

(二)病毒感染

主要是柯萨奇病毒，此外尚有巨细胞病毒、腺病毒(小儿多见)和埃可病毒等。以柯萨奇病毒研究较多。病毒除直接引起心肌细胞损伤外，尚可通过免疫反应，包括细胞因子和抗体损伤心肌细胞。

(三)免疫障碍

免疫障碍分两大部分：一是引起机体抵抗力下降，机体易于感染，尤其是嗜心肌病毒如柯萨奇病毒感染；二是以心肌为攻击靶位的自身免疫损伤，目前已知的有抗β-受体抗体，抗M-受体抗体，抗线粒体抗体，抗心肌细胞膜抗体，抗ADP/ATP载体蛋白抗体等。有些抗体具强烈干扰心肌细胞功能作用，如抗β-受体抗体的儿茶酚胺样作用较去甲肾上腺素强100倍以上，抗ADP/ATP抗体严重干扰心肌能量代谢等。

(四)其他

某些营养物质、毒物的作用或叠加作用应注意。

二、病理及病理生理

(一)大体解剖

心腔大、室壁相对较薄、附壁血栓，瓣膜及冠状动脉正常，随着病情发展，心腔逐渐变为球形。

(二)组织病理

心肌细胞肥大、变长、变性坏死、间质纤维化。组化染色(抗淋巴细胞抗体)淋巴细胞计数增多，约46%符合Dallas心肌炎诊断标准。

(三)细胞病理(超微结构)

(1)收缩单位变少，排列紊乱。

(2)线粒体增多变性，细胞化学染色示线粒体嵴排列紊乱、脱失及融合；线粒体分布异常，膜下及核周分布增多，而肌纤维间分布减少。

(3)脂褐素增多。

(4)严重者心肌细胞空泡变性，脂滴增加。

在上述病理改变的基础上，原发扩张型心肌病的病理生理特点可用一句话概括：收缩功能障碍为主，继发舒张功能障碍。扩张型心肌病的可能发生机制如图3-2所示。

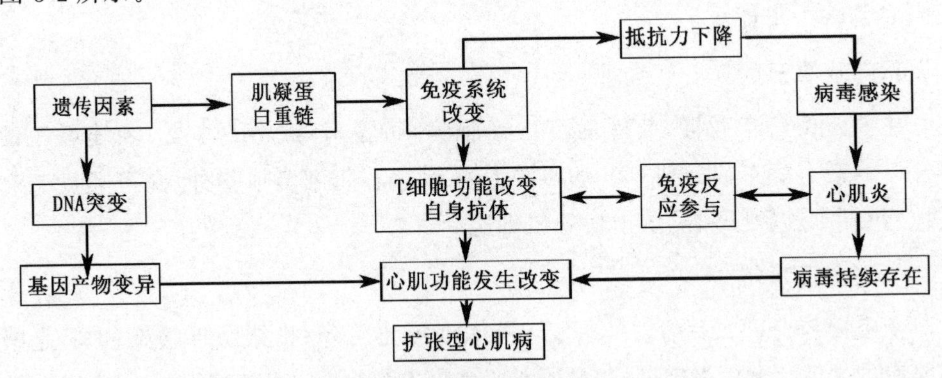

图3-2　扩张型心肌病发病机制

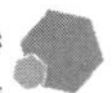

三、临床表现

（1）充血性心力衰竭的临床表现。

（2）心律失常：快速、缓慢心律失常及各种传导阻滞，以室内阻滞较有特点。

（3）栓塞：以肺栓塞多见。绝大部分是细小动脉多次反复栓塞，表现为少量咯血或痰中带血，肺动脉高压等。周围动脉栓塞在国内较少见，可表现为脑、脾、肾、肠系膜动脉及肢体动脉栓塞。有栓塞者预后一般较差。

四、辅助检查

（一）超声心动图检查

房室腔内径扩大，瓣膜正常，室壁搏动减弱、呈“大腔小口”样改变是其特点。早期仅左心室和左心房大，晚期全心大。可伴二、三尖瓣功能性反流，很少见附壁血栓。

（二）ECG 检查

QRS 可表现为电压正常、增高（心室大）和减低。有室内阻滞者 QRS 增宽。可见病理性 Q 波，多见于侧壁和高侧壁。左心室极度扩大者，胸前导联 R 波呈马鞍形改变，即 V_3、V_4 呈 rS，$V_{1R}>V_{2R}$，$V_{5R}>V_{4R}>V_{3R}$。可见继发 ST-T 改变。有各种心律失常，常见的有室性期前收缩、室性心动过速、房室传导阻滞、室内传导阻滞、心房颤动、心房扑动等。

（三）X 线检查

普大心影，早期肺淤血明显，晚期由于肺动脉高压和/或右心衰竭，肺野透亮度可增加，肺淤血不明显，左、右心室同时衰竭者肺淤血也可不明显。伴有心力衰竭者常有胸腔积液，以右侧或双侧多见，单左侧胸腔积液十分少见。

（四）SPECT 检查

核素心血池显像示左心室舒张末容积（EDV）扩大，严重者可达 800 mL，EF 下降＜40％，严重者仅3％～5％，心肌显像左心室大或左、右心室均大，左心室壁显影稀疏不均，呈花斑样。

（五）心肌损伤标志

CK-MB、cTnT、cTnI 可增高。心肌损伤标志阳性者往往提示近期疾病活动、心力衰竭加重，也提示有病毒及免疫因素参加心肌损伤。

（六）其他检查

包括肝功能、肾功能、血常规、电解质、红细胞沉降率异常等。

五、诊断及鉴别诊断

原发性扩张型心肌病目前尚无公认的诊断标准。可采用下列顺序：①心脏大，心率快，奔马律等心力衰竭表现；②EF＜40％（UCG、SPECT、LVG）；③超声心动图表现为“大腔小口”样改变，左心室舒张末内径指数≥27 mm/m^2，瓣膜正常；④SPECT 示 EDV 增大，心肌显像呈花斑样改变；⑤以上表现用其他原因不能解释，即除外继发性心脏损伤。在临床上遇到难以解释的充血性心力衰竭首先应想到本病，通过病史询问、查体及上述检查符合①～④，且仍未找到可解释的原因即可诊断本病。

鉴别诊断：①应与所有引起心脏扩大的原因鉴别；②心电图有病理性 Q 波者应与陈旧性心肌梗死鉴别。

六、治疗

与心力衰竭治疗基本相同，但强调的是，β-受体阻滞剂及保护心肌药物（如辅酶 Q_{10}、B 族维生素）的应用。

第四节　肥厚型心肌病

肥厚型心肌病是指心室壁明显肥厚而又不能用血流动力学负荷解释，或无引起心室肥厚原因的一组疾病。肥厚可发生在心室壁的任何部位，可以是对称性，也可以是非对称性，室间隔、左心室游离壁及心尖部较多见，右心室壁罕见。根据有无左心室内梗阻，可分为梗阻性和非梗阻性。根据梗阻部位又可分为左心室中部梗阻和左心室流出道梗阻，后者又称为特发性肥厚型主动脉瓣下狭窄，以室间隔明显肥厚，左心室流出道梗阻为其特点，此种类型约占肥厚型心肌病的 1/4。

一、病因

本病 30％～40％有明确家族史，余为散发。梗阻性肥厚型心肌病有家族史者更多见，可高达 60％左右。目前认为是常染色体显性遗传疾病，收缩蛋白基因突变是主要的致病因素。儿茶酚胺代谢异常、高血压和高强度体力活动可能是本病的促进因素。

二、病理生理

收缩功能正常乃至增强，舒张功能障碍为其共同特点。梗阻性肥厚型心肌病在心室和主动脉之间可出现压力阶差，在心室容量和外周阻力减小、心脏收缩加强时压力阶差增大。

三、临床表现

与发病年龄有关，发病年龄越早，临床表现越严重。部分可无任何临床表现，仅在体检或尸检时才发现。心悸、劳力性呼吸困难、心绞痛、劳力性晕厥、猝死是常见的临床表现。目前认为，晕厥及猝死的主要原因是室性心律失常，剧烈活动是其常见诱因。心脏查体可见心界轻度扩大，有病理性第四心音。晚期由于心房扩大，可发生心房颤动。也有少数演变为扩张型心肌病者，出现相应的体征。梗阻性肥厚型心肌病可在胸骨左缘第3～4肋间和心尖区听到粗糙混合性杂音，该杂音既具喷射性杂音的性质，亦有反流性杂音的特点。目前认为，该杂音系不对称肥厚的室间隔造成左心室流出道梗阻，血液高速流过狭窄的左心室流出道，由于文丘里效应（流体的流速越快，压力越低）将二尖瓣前叶吸引至室间隔，加重梗阻，同时造成二尖瓣关闭不全所造成的。该杂音受心肌收缩力、左心室容量和外周阻力影响明显。凡能增加心肌收缩力、减少左心室容量和外周阻力的因素均可使杂音加强，反之则减弱。如含服硝酸甘油片或体力活动使左心室容量减少或增加心肌收缩力，均可使杂音增强，使用β-受体阻滞剂或下蹲位，使心肌收缩力减弱或左心室容量增加，则均可使杂音减弱。

四、辅助检查

（一）心电图检查

最常见的表现为左心室肥大和继发性ST-T改变，病理性Q波亦较常见，多出现在Ⅱ、Ⅲ、aVF、aVL、V_5、V_6导联，偶有V_{1R}增高。上述改变可出现在超声心动图发现室壁肥厚之前，其机制不清。以V_3、V_4为中心的巨大倒置T波是心尖肥厚型心肌病的常见心电图表现。此外，尚有室内阻滞、心房颤动及期前收缩等表现。

（二）超声心动图检查

对本病具诊断意义，且可以确定肥厚的部位。梗阻性肥厚型心肌病室间隔厚度与左心室后壁之比≥1.3（图3-3A，B，D）；室间隔肥厚部分向左心室流出道突出，二尖瓣前叶在收缩期前向运动（SAM，图3-3C）。主动脉瓣在收缩期呈半开放状态。二尖瓣多普勒超声血流图示A峰>E峰，提示舒张功能低下。

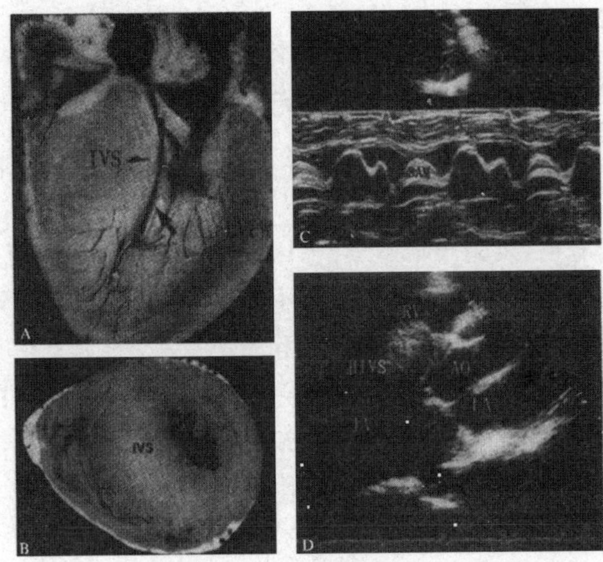

图 3-3　肥厚型心肌病

A.心脏纵切面观，室间隔厚度与之比>1.3；B.梗阻性肥厚心肌病横断面；C.梗阻性肥厚心肌病M超声心动图SAM征；D.左心室游离壁梗阻性肥厚心肌病B型超声心动图HIVS征象，HIVS：室间隔肥厚 RV：右心室，LV：左心室，IVS：室间隔，AO：主动脉 LVPW：左心室后壁，SAM：收缩期前向运动

(三)心导管检查和心血管造影

左心室舒张末压升高，左心室腔与左心室流出道压力阶差>2.7 kPa (20 mmHg)者则可诊断梗阻存在。布罗肯现象为梗阻性肥厚型心肌病的特异性表现。该现象是指具完全代偿期间的室性期前收缩后心搏增强、心室内压增高而主动脉内压降低的反常现象。这是由于心搏增强加重左心室流出道梗阻造成。心室造影显示左心室腔变形，呈香蕉状(室间隔肥厚)、舌状或黑桃状(心尖肥厚)。冠状动脉造影多为正常，供血肥厚区域的冠状动脉分支常较粗大。

(四)同位素心肌显像

可显示肥厚的心室壁及室壁显影稀疏，提示心肌代谢异常。此与心脏淀粉样变性心室壁厚而显影密度增高相鉴别。

(五)心肌 MRI

可显示心室壁肥厚和心腔变形。

(六)心内膜心肌活检(病理改变)

心肌细胞肥大、畸形、排列紊乱。

五、诊断及鉴别诊断

临床症状、体征及心电图可提供重要的诊断线索。诊断主要依靠超声心动图、同位素心肌显像、心脏MRI等影像学检查，心导管检查对梗阻性肥厚型心肌病亦具诊断意义，而X线心脏拍片对肥厚型心肌病诊断帮助不大。心绞痛及心电图ST-T改变需与冠心病鉴别。心室壁肥厚需与负荷过重引起的室壁肥厚及心脏淀粉样变性室壁肥厚鉴别。冠心病缺乏肥厚型心肌病心室壁肥厚的影像特征，通过冠状动脉造影可显示冠状动脉狭窄。后负荷过重引起的心室壁肥厚可查出后负荷过重疾病，如高血压、主动脉狭窄、主动脉缩窄等；心脏淀粉样变性心室壁肥厚时，心电图表现为低电压，可资鉴别。

六、治疗及预后

基本治疗原则为改善舒张功能，防止心律失常的发生。可用β-受体阻滞剂及主要作用于心脏的钙通道阻滞剂。对重症梗阻性肥厚型心肌病[左心室腔与左心室流出道压力阶差≥8.0 kPa(60 mmHg)]患者可安装DDD型起搏器，室间隔化学消融及手术切除肥厚的室间隔心肌等方法治疗。本病的预后因人而异。一般而言，发病年龄越早，预后越差。成人多死于猝死，小儿多死于心力衰竭，其次是猝死。家族史阳性者猝死率较高。应指导患者避免剧烈运动、持重及屏气，以减少猝死发生。

第五节　感染性心内膜炎

感染性心内膜炎为心脏内膜表面微生物感染导致的炎症反应。感染性心内膜炎最常累及的部位是心脏瓣膜，包括自体瓣膜和人工瓣膜，也可累及心房或心室的内膜面。近年来随着诊断及治疗技术的进步，感染性心内膜炎的致死率和致残率显著下降，但诊断或治疗不及时的患者，病死率仍然很高。

一、流行病学

由于疾病自身的特点及诊断的特殊性，很难对感染性心内膜炎进行注册或前瞻性研究，没有准确的患病率数字。每年的发病率为(1.9～6.2)/10万。近年来，随着人口老龄化、抗生素滥用、先天性心脏病存活年龄延长及心导管和外科手术患者的增多,感染性心内膜炎的发病率呈增加的趋势。

二、病因与诱因

(一)患者因素

1.瓣膜性心脏病

瓣膜性心脏病是感染性心内膜炎最常见的基础病。近年来,随着风湿性心脏病发病率的下降,风湿性心脏瓣膜病在感染性心内膜炎基础病中所占的比例已明显下降,占6%～23%。与此对应,随着人口老龄化,退行性心脏瓣膜病所占的比例日益升高,尤其是主动脉瓣和二尖瓣关闭不全。

2.先天性心脏病

由于介入封堵和外科手术技术的进步,成人先天性心脏病患者越来越多,在此基础上发生的感染性心内膜炎也较前增加,室间隔缺损、法洛四联症和主动脉缩窄是最常见的原因。主动脉瓣二叶钙化也是诱发感染性心内膜炎的重要危险因素。

3.人工瓣膜

人工瓣膜置换者发生感染性心内膜炎的危险是自体瓣膜的5～10倍,术后6个月内危险性最高,之后在较低的水平维持。

4.既往感染性心内膜炎病史

既往感染性心内膜炎病史是再次感染的明确危险因素。

5.近期接受可能引起菌血症的诊疗操作

各种经口腔(如拔牙)、气管、食管、胆管、尿道或阴道的诊疗操作及血液透析等,均是感染性心内膜炎的诱发因素。

6.体内存在促非细菌性血栓性赘生物形成的因素

如白血病、肝硬化、癌症、炎性肠病和系统性红斑狼疮等可导致血液高凝状态的疾病,也可增加感染性心内膜炎的危险。

7.自身免疫缺陷

自身免疫缺陷包括体液免疫缺陷和细胞免疫缺陷,如HIV感染。

8.静脉药物滥用

静脉药物滥用者发生感染性心内膜炎的危险可升高12倍。赘生物常位于血流从高压腔经病变瓣口或先天缺损至低压腔产生高速射流和湍流的下游,如二尖瓣关闭不全的瓣叶心房面、主动脉瓣关闭不全的瓣叶心室面和室间隔缺损的间隔右心室侧,可能与这些部位的压力下降及内膜灌注减少,有利于微生物沉

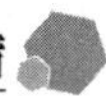

积和生长有关。高速射流冲击心脏或大血管内膜可致局部损伤,如二尖瓣反流面对的左心房壁、主动脉瓣反流面对的二尖瓣前叶腱索和乳头肌及动脉导管未闭射流面对的肺动脉壁,也容易发生感染性心内膜炎。在压差较小的部位,例如房间隔缺损、大室间隔缺损、血流缓慢(如心房颤动或心力衰竭)及瓣膜狭窄的患者,则较少发生感染性心内膜炎。

(二)病原微生物

近年来,导致感染性心内膜炎的病原微生物谱也发生了很大变化。金黄色葡萄球菌感染明显增多,同时也是静脉药物滥用患者的主要致病菌;而草绿色链球菌感染明显减少。凝固酶阴性的葡萄球菌以往是自体瓣膜心内膜炎的次要致病菌,现在是人工瓣膜心内膜炎和院内感染性心内膜炎的重要致病菌。此外,铜绿假单胞菌、革兰阴性杆菌及真菌等以往较少见的病原微生物,也日渐增多。

三、病理

感染性心内膜炎特征性的病理表现是在病变处形成赘生物,由血小板、纤维蛋白、病原微生物、炎性细胞和少量坏死组织构成,病原微生物常包裹在赘生物内部。

(一)心脏局部表现

1.赘生物本身的影响

大的赘生物可造成瓣口机械性狭窄,赘生物还可导致瓣膜或瓣周结构破坏,如瓣叶破损、穿孔或腱索断裂,引起瓣膜关闭不全,急性者最终可发生猝死或心力衰竭。人工瓣膜患者还可导致瓣周漏和瓣膜功能不全。

2.感染灶局部扩散

产生瓣环或心肌脓肿、传导组织破坏、乳头肌断裂、室间隔穿孔和化脓性心包炎等。

(二)赘生物脱落造成栓塞

1.右心感染性心内膜炎

右心赘生物脱落可造成肺动脉栓塞、肺炎或肺脓肿。

2.左心感染性心内膜炎

左心赘生物脱落可造成体循环动脉栓塞,如脑动脉、肾动脉、脾动脉、冠状动脉及肠系膜动脉等,导致相应组织的缺血坏死和/或脓肿;还可能导致局部动脉管壁破坏,形成动脉瘤。

(三)菌血症

感染灶持续存在或赘生物内的病原微生物释放入血,形成菌血症或败血症,导致全身感染。

(四)自身免疫反应

病原菌长期释放抗原入血,可激活自身免疫反应,形成免疫复合物,沉积在不同部位导致相应组织的病变,如肾小球肾炎(免疫复合物沉积在肾小球基膜)、关节炎、皮肤或黏膜出血(小血管炎,发生漏出性出血)等。

四、分类

既往习惯按病程分类,目前更倾向于按疾病的活动状态、诊断类型、瓣膜类型、解剖部位和病原微生物进行分类。

(一)按病程分类

分为急性感染性心内膜炎(病程<6 周)和亚急性感染性心内膜炎(病程>6 周)。急性感染性心内膜炎多发生在正常心瓣膜,起病急骤,病情凶险,预后不佳,有发生猝死的危险;病原微生物以金黄色葡萄球菌为主,细菌毒力强,菌血症症状明显,赘生物容易碎裂或脱落。亚急性感染性心内膜炎多发生在有基础病的心瓣膜,起病隐匿,经积极治疗预后较好;病原微生物主要是条件性致病菌,如溶血性链球菌、凝固酶阴性的葡萄球菌及革兰阴性杆菌等,这些病原微生物毒力相对较弱,菌血症症状不明显,赘生物碎裂或脱落的比例较急性感染性心内膜炎低。

(二)按疾病的活动状态分类

分为活动期和愈合期,这种分类对外科手术治疗非常重要。活动期包括术前血培养阳性及发热,术中取血培养阳性,术中发现病变组织形态呈炎症活动状态,或在抗生素疗程完成之前进行手术。术后 1 年以上再次出现感染性心内膜炎,通常认为是复发。

(三)按诊断类型分类

分为明确诊断、疑似诊断和可能诊断。

(四)按瓣膜类型分类

分为自体瓣膜感染性心内膜炎和人工瓣膜感染性心内膜炎。

(五)按解剖部位分类

分为二尖瓣感染性心内膜炎、主动脉瓣感染性心内膜炎及室壁感染性心内

膜炎等。

(六)按病原微生物分类

按照病原微生物血培养结果分为金黄色葡萄球菌性感染性心内膜炎、溶血性链球菌性感染性心内膜炎、真菌性感染性心内膜炎等。

五、临床表现

(一)全身感染中毒表现

发热是感染性心内膜炎最常见的症状,除有些老年或心、肾衰竭的重症患者外,几乎均有发热,与病原微生物释放入血有关。亚急性者起病隐匿,体温一般<39 ℃,午后和晚上高,可伴有全身不适、肌痛/关节痛、乏力、食欲缺乏或体重减轻等非特异性症状。急性者起病急骤,呈暴发性败血症过程,通常高热伴有寒战。其他全身感染中毒表现还包括脾大、贫血和杵状指,主要见于亚急性者。

(二)心脏表现

心脏的表现主要为新出现杂音或杂音性质、强度较前改变,瓣膜损害导致的新的或增强的杂音通常为关闭不全的杂音,尤以主动脉瓣关闭不全多见。但新出现杂音或杂音改变不是感染性心内膜炎的必备表现。

(三)血管栓塞表现

血管栓塞表现为相应组织的缺血坏死和/或脓肿。

(四)自身免疫反应的表现

自身免疫反应主要表现为肾小球肾炎、关节炎、皮肤或黏膜出血等,非特异性,不常见。皮肤或黏膜的表现具有提示性,包括:①瘀点,可见于任何部位;②指/趾甲下线状出血;③Roth 斑,为视网膜的卵圆形出血斑,中心呈白色,多见于亚急性者;④Osler 结节,为指/趾垫出现的豌豆大小红色或紫色痛性结节,多见于亚急性者;⑤Janeway 损害,为手掌或足底处直径 1～4 mm 无痛性出血性红斑,多见于急性者。

六、辅助检查

(一)血培养

血培养是明确致病菌最主要的实验室方法,并为抗生素的选择提供可靠的依据。为了提高血培养的阳性率,应注意以下几个环节。

(1)取血频次:多次血培养有助于提高阳性率,建议至少送检 3 次,每次采血时间间隔至少 1 小时。

(2)取血量:每次取血 5～10 mL,已使用抗生素的患者取血量不宜过多,否则血液中的抗生素不能被培养液稀释。

(3)取血时间:有人建议取血时间以寒战或体温骤升时为佳,但感染性心内膜炎的菌血症是持续的,研究发现,体温与血培养阳性率之间没有显著相关性,因此不需要专门在发热时取血。高热时大部分细菌被吞噬细胞吞噬,反而影响了培养效果。

(4)取血部位:前瞻性研究表明,无论病原微生物是哪一种,静脉血培养阳性率均显著高于动脉血。因此,静脉血培养阴性的患者没有必要再采集动脉血培养。每次取血应更换穿刺部位,皮肤应严格消毒。

(5)培养和分离技术:所有怀疑感染性心内膜炎的患者,应同时做需氧菌培养和厌氧菌培养;人工瓣膜置换术后、长时间留置静脉导管或导尿管及静脉药物滥用患者,应加做真菌培养。结果阴性时应延长培养时间,并使用特殊分离技术。

(6)取血之前已使用抗生素患者的处理:如果临床高度怀疑感染性心内膜炎而患者已使用了抗生素治疗,应谨慎评估,病情允许时可以暂停用药数天后再次培养。

(二)超声心动图

所有临床上怀疑感染性心内膜炎的患者均应接受超声心动图检查,首选经胸超声心动图(TTE);如果 TTE 结果阴性,而临床高度怀疑感染性心内膜炎,应加做经食管超声心动图(TEE);TEE 结果阴性,而仍高度怀疑,2～7 天后应重复 TEE 检查。如果是有经验的超声医师,且超声机器性能良好,多次 TEE 检查结果阴性基本可以排除感染性心内膜炎诊断。

超声心动图诊断感染性心内膜炎的主要证据包括赘生物,附着于瓣膜、心腔内膜面或心内植入物的致密回声团块影,可活动,用其他解剖学因素无法解释;脓肿或瘘;新出现的人工瓣膜部分裂开。

临床怀疑感染性心内膜炎的患者,其中约 50%经 TTE 可检出赘生物。在人工瓣膜,TTE 的诊断价值通常不大。TEE 有效弥补了这一不足,其诊断赘生物的敏感度为 88%～100%,特异度达91%～100%。

(三)其他检查

感染性心内膜炎患者可出现血白细胞计数升高,核左移;红细胞沉降率及

C反应蛋白升高；高丙种球蛋白血症，循环中出现免疫复合物，类风湿因子升高，血清补体降低；贫血，血清铁及血清铁结合力下降；尿中出现蛋白和红细胞等。心电图和胸部X线片也可能有相应的变化，但均不具有特异性。

七、诊断和鉴别诊断

（一）诊断

首先应根据患者的临床表现筛选出疑似病例。

1.高度怀疑

(1)新出现杂音或杂音性质、强度较前改变。

(2)来源不明的栓塞事件。

(3)感染源不明的败血症。

(4)血尿、肾小球肾炎或怀疑肾梗死。

(5)发热伴以下任何一项：①心内有植入物；②有感染性心内膜炎的易患因素；③新出现的室性心律失常或传导障碍；④首次出现充血性心力衰竭的临床表现；⑤血培养阳性(为感染性心内膜炎的典型病原微生物)；⑥皮肤或黏膜表现；⑦多发或多变的浸润性肺感染；⑧感染源不明的外周(肾、脾和脊柱)脓肿。

2.低度怀疑

发热，不伴有以上任何一项。对于疑似病例应立即进行超声心动图和血培养检查。

1994年Durack及其同事提出了Duke标准，给感染性心内膜炎的诊断提供了重要参考。后来经不断完善形成了目前的Duke标准修订版，包括2项主要标准和6项次要标准。具备2项主要标准，或1项主要标准+3项次要标准，或5项次要标准为明确诊断；具备1项主要标准+1项次要标准，或3项次要标准为疑似诊断。

(1)主要标准：①血培养阳性，2次血培养结果一致，均为典型的感染性心内膜炎病原微生物如溶血性链球菌、牛链球菌、HACEK菌、无原发灶的社区获得性金黄色葡萄球菌或肠球菌。连续多次血培养阳性，且为同一病原微生物，这种情况包括至少2次血培养阳性，且间隔时间>12小时；3次血培养均阳性或≥4次血培养中的多数均阳性，且首次与末次血培养间隔时间至少1小时。②心内膜受累证据，超声心动图阳性发现赘生物，附着于瓣膜、心腔内膜面或心内植入物的致密回声团块影，可活动，用其他解剖学因素无法解释；脓肿或瘘；新出现的人工瓣膜部分裂开。

(2)次要标准:①存在易患因素,如基础心脏病或静脉药物滥用。②发热,体温>38 ℃。③血管栓塞表现,主要动脉栓塞,感染性肺梗死,真菌性动脉瘤,颅内出血,结膜出血及Janeway损害。④自身免疫反应的表现,肾小球肾炎、Osler结节、Roth斑及类风湿因子阳性。⑤病原微生物证据,血培养阳性,但不符合主要标准;或有感染性心内膜炎病原微生物的血清学证据。⑥超声心动图证据,超声心动图符合感染性心内膜炎表现,但不符合主要标准。

(二)鉴别诊断

感染性心内膜炎需要和以下疾病鉴别,包括心脏肿瘤、系统性红斑狼疮、非细菌性血栓性心内膜炎、抗磷脂综合征、类癌综合征、高心排量肾细胞癌、血栓性血小板减少性紫癜及败血症等。

八、治疗

(一)治疗原则

(1)早期应用:连续采集3~5次血培养后即可开始经验性治疗,不必等待血培养结果。对于病情平稳的患者可延迟治疗24~48小时,对预后没有影响。

(2)充分用药:使用杀菌性而非抑菌性抗生素,大剂量,长疗程,旨在完全杀灭包裹在赘生物内的病原微生物。

(3)静脉给药为主:保持较高的血药浓度。

(4)病原微生物不明确的经验性治疗:急性者首选对金黄色葡萄球菌、链球菌和革兰阴性杆菌均有效的广谱抗生素,亚急性者首选对大多数链球菌(包括肠球菌)有效的广谱抗生素。

(5)病原微生物明确的针对性治疗:应根据药物敏感试验的结果选择针对性的抗生素,有条件时应测定最小抑菌浓度(MIC)以判定病原微生物对抗生素的敏感程度。

(6)部分患者需要外科手术治疗。

(二)病原微生物不明确的经验性治疗

治疗应基于临床及病原学证据。病原微生物未明确的患者,如果病情平稳,可在血培养3~5次后立即开始经验性治疗;如果过去的8天内患者已使用了抗生素治疗,可在病情允许的情况下延迟24~48小时再进行血培养,然后采取经验性治疗。2004年欧洲心脏病学会(ESC)指南推荐的方案以万古霉素和庆大霉素为基础。我国庆大霉素的耐药率较高,而且庆大霉素的肾毒性大,多选用阿米

卡星替代庆大霉素，0.4～0.6 g 分次静脉给药或肌内注射。万古霉素费用较高，也可选用青霉素类，如青霉素320 万～400 万U 静脉给药，每 4～6 小时一次；或萘夫西林 2 g 静脉给药或静脉给药，每 4 小时一次。

病原微生物未明确的治疗流程如图 3-4 所示，经验性治疗方案见表 3-5。

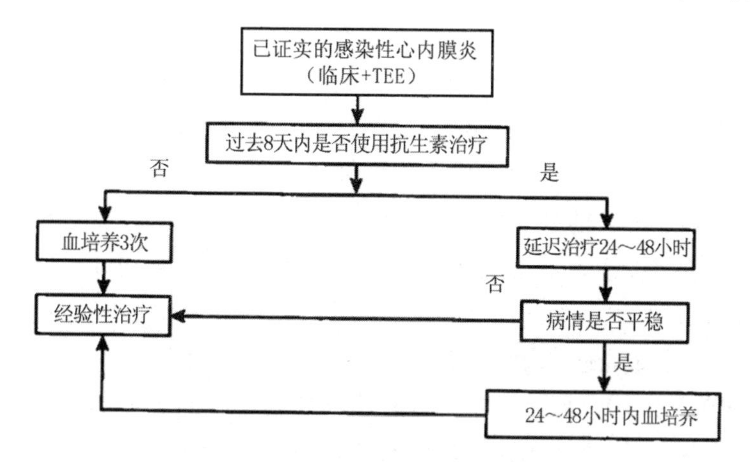

图 3-4　病原微生物未明确的治疗流程

表 3-5　经验性治疗方案

病种	药名	剂量	疗程
自体瓣膜感染性心内膜炎	万古霉素	15 mg/kg 静脉给药，每 12 小时一次	4～6 周
	*庆大霉素	1 mg/kg 静脉给药，每 8 小时一次	2 周
人工瓣膜感染性心内膜炎	万古霉素	15 mg/kg 静脉给药，每 12 小时一次	4～6 周
	*利福平	300～450 mg 口服，每 8 小时一次	4～6 周
	*庆大霉素	1 mg/kg 静脉给药，每 8 小时一次	2 周

注：*每天最大剂量 2 g，需要监测药物浓度，必要时可加用氨苄西林。

（三）病原微生物明确的针对性治疗

1.链球菌感染性心内膜炎

根据药物的敏感性程度选用青霉素、头孢三嗪、万古霉素或替考拉宁。

（1）自体瓣膜感染性心内膜炎且对青霉素完全敏感的链球菌感染（MIC ≤0.1 mg/L）：年龄≤65 岁，血清肌酐正常的患者，给予青霉素 1 200 万～2 000 万 U/24 h，分 4～6 次静脉给药，疗程 4 周；加庆大霉素 3 mg/(kg · 24 h)（最大剂量 240 mg/24 h），分 2～3 次静脉给药，疗程 2 周。年龄>65 岁，或血清肌酐升高的患者，根据肾功能调整青霉素的剂量，或使用头孢三嗪2 g/24 h，每天1次静脉给药，疗程均为4周。对青霉素和头孢菌素过敏的患者使用万古霉素3 mg/(kg·24 h)，每天2次静脉给药，疗程4周。

(2)自体瓣膜感染性心内膜炎且对青霉素部分敏感的链球菌感染(MIC 0.1～0.5 mg/L)或人工瓣膜感染性心内膜炎：青霉素2 000万～2 400万 U/24 h，分4～6次静脉给药，或使用头孢三嗪2 g/24 h，每天1次静脉给药，疗程均为4周；加庆大霉素3 mg/(kg·24 h)，分2～3次静脉给药，疗程2周；之后继续使用头孢三嗪2 g/24 h，每天1次静脉给药，疗程2周。对这类患者也可单独选用万古霉素，3 mg/(kg·24 h)，每天2次静脉给药，疗程4周。

(3)对青霉素耐药的链球菌感染(MIC＞0.5 mg/L)：治疗同肠球菌。

(4)替考拉宁可作为万古霉素的替代选择，推荐用法为10 mg/kg静脉给药，每天2次，9次以后改为每天1次，疗程4周。

2.葡萄球菌感染性心内膜炎

葡萄球菌感染性心内膜炎约占所有感染性心内膜炎患者的1/3，病情危重，有致死危险。90%的致病菌为金黄色葡萄球菌，其余10%为凝固酶阴性的葡萄球菌。

(1)自体瓣膜感染性心内膜炎的治疗方案有以下几种。①对甲氧西林(新青霉素)敏感的金黄色葡萄球菌(MSSA)感染：苯唑西林8～12 g/24 h，分4次静脉给药，疗程4周(静脉药物滥用患者用药2周)；加庆大霉素3 mg/(kg·24 h)，最大剂量240 mg/24 h，分3次静脉给药，疗程至少3～5天。②对青霉素过敏患者MSSA感染：万古霉素3 mg/(kg·24 h)，每天2次静脉给药，疗程4～6周；加庆大霉素3 mg/(kg·24 h)，最大剂量240 mg/24 h，分3次静脉给药，疗程至少3～5天。③对甲氧西林耐药的金黄色葡萄球菌(MRSA)感染：万古霉素30 mg/(kg·24 h)，每天2次静脉给药，疗程6周。

(2)人工瓣膜感染性心内膜炎的治疗方案有以下几点。①MSSA感染：苯唑西林8～12 g/24 h，分4次静脉给药，加利福平900 mg/24 h，分3次静脉给药，疗程均为6～8周；再加庆大霉素3 mg/(kg·24 h)，最大剂量240 mg/24 h，分3次静脉给药，疗程2周。②MRSA及凝固酶阴性的葡萄球菌感染：万古霉素30 mg/(kg·24 h)，每天2次静脉给药，疗程6周；加利福平300 mg/24 h，分3次静脉给药，再加庆大霉素3 mg/(kg·24 h)，最大剂量240 mg/24 h，分3次静脉给药，疗程均为6～8周。

3.肠球菌及青霉素耐药的链球菌感染性心内膜炎

与一般的链球菌不同，多数肠球菌对包括青霉素、头孢菌素、克林霉素和大

环内酯类抗生素在内的许多抗生素耐药。甲氧嘧啶-磺胺异噁唑及新一代喹诺酮类抗生素的疗效也不确定。

(1)青霉素 MIC≤8 mg/L，庆大霉素 MIC＜500 mg/L：青霉素 1 600 万～2 000 万 U/24 h，分 4～6 次静脉给药，疗程 4 周；加庆大霉素 3 mg/(kg·24 h)，最大剂量 240 mg/24 h，分 2 次静脉给药，疗程 4 周。

(2)青霉素过敏或青霉素/庆大霉素部分敏感的肠球菌感染：万古霉素 30 mg/(kg·24 h)，每天 2 次静脉给药，加庆大霉素 3 mg/(kg·24 h)，分 2 次静脉给药，疗程均 6 周。

(3)青霉素耐药菌株(MIC＞8 mg/L)感染：万古霉素 3 mg/(kg·24 h)，每天 2 次静脉给药，加庆大霉素 3 mg/(kg·24 h)，分 2 次静脉给药，疗程均 6 周。

(4)万古霉素耐药或部分敏感菌株(MIC 4～16 mg/L)或庆大霉素高度耐药菌株感染：需要寻求微生物学家的帮助，如果抗生素治疗失败，应及早考虑瓣膜置换。

4.革兰阴性菌感染性心内膜炎

约 10%自体瓣膜感染性心内膜炎和 15%人工瓣膜感染性心内膜炎，尤其是瓣膜置换术后1 年发生者多由革兰阴性菌感染所致。其中 HACEK 菌属最常见，包括嗜血杆菌、放线杆菌、心杆菌、埃肯菌和金氏杆菌。常用治疗方案为头孢三嗪 2 g/24 h 静脉给药，每天 1 次，自体瓣膜感染性心内膜炎疗程 4 周，人工瓣膜感染性心内膜炎疗程6 周。也可选用氨苄西林 12 g/24 h，分 3～4 次静脉给药，加庆大霉素 3 mg/(kg·24 h)，分 2～3 次静脉给药。

5.立克次体感染性心内膜炎

立克次体感染性心内膜炎可导致 Q 热，治疗选用多西环素 100 mg 静脉给药，每 12 小时一次，加利福平。为预防复发，多数患者需要进行瓣膜置换。由于立克次体寄生在细胞内，因此术后抗生素治疗还需要至少 1 年，甚至终生。

6.真菌感染性心内膜炎

近年来，真菌感染性心内膜炎有增加趋势，尤其是念珠菌属感染。由于单独使用抗真菌药物死亡率较高，而手术的死亡率下降，因此真菌感染性心内膜炎首选外科手术治疗。药物治疗可选用两性霉素 B 或其脂质体，1 mg/kg，每天 1 次，连续静脉滴注有助减少不良反应。

(四)外科手术治疗

手术指征包括以下几点。

(1)急性瓣膜功能不全造成血流动力学不稳定或充血性心力衰竭。

(2)有瓣周感染扩散的证据。

(3)正确使用抗生素治疗 7～10 天后，感染仍然持续。

(4)病原微生物对抗生素反应不佳，如真菌、立克次体、布鲁杆菌、里昂葡萄球菌、对庆大霉素高度耐药的肠球菌、革兰阴性菌等。

(5)使用抗生素治疗前或治疗后 1 周内，超声心动图探测到赘生物直径＞10 mm，可以活动。

(6)正确使用抗生素治疗后，仍有栓塞事件复发。

(7)赘生物造成血流机械性梗阻。

(8)早期人工瓣膜感染性心内膜炎。

九、预后

影响预后的因素不仅包括患者的自身情况及病原微生物的毒力，还与诊断和治疗是否正确、及时有关。总体而言，住院患者出院后的长期预后尚可(10 年生存率 81%)，其中部分开始给予药物治疗的患者后期仍需要手术治疗。既往有感染性心内膜炎病史的患者，再次感染的风险较高。人工瓣膜感染性心内膜炎患者的长期预后较自体瓣膜感染性心内膜炎患者差。

第四章　消化内科常见病

第一节　胃食管反流病

一、概说

胃食管反流病(gastroesophageal reflux disease,GERD)是指胃内容物反流入食管,引起不适症状和/或并发症的一种疾病。如酸(碱)反流导致的食管黏膜破损称为反流性食管炎。常见症状有胸骨后疼痛或烧灼感、反酸、胃灼热、恶心、呕吐、咽下困难,甚至吐血等。

本病经常和慢性胃炎,消化性溃疡或食管裂孔疝等病并存,但也可单独存在。广义上讲,凡能引起胃食管反流的情况,如进行性系统性硬化症、妊娠呕吐,以及任何原因引起的呕吐,或长期放置胃管、三腔管等,均可导致胃食管反流,引起继发性反流性食管炎。长期反复不愈的食管炎可致食管瘢痕形成、食管狭窄,或裂孔疝、慢性局限性穿透性溃疡,甚至发生癌变。

2006年"中国胃食管反流病共识意见"中提出GERD可分为非糜烂性胃食管反流病(non-erosive gastroesophageal reflux disease,NERD)、糜烂性食管炎(erosive esophagitis,EE)和Barrett食管(Barrett esophagus,BE)3种类型,也可称为GERD相关疾病。有人认为GERD的3种类型相对独立,相互之间不转化或很少转化,但有些学者则认为这三者之间可能有一定相关性:①NERD是指存在反流相关的不适症状,但内镜下未见BE和食管黏膜破损。②EE是指内镜下可见食管远段黏膜破损。③BE是指食管远段的鳞状上皮被柱状上皮所取代。

在GERD的3种疾病形式中,NERD最为常见,EE可合并食管狭窄、溃疡和消化道出血,BE有可能发展为食管腺癌。这三种疾病形式之间相互关联和进展的关系需作进一步研究。

“蒙特利尔共识意见”对GERD进行了分类，将GERD的表现分为食管综合征和食管外综合征，食管外综合征再分为明确相关和可能相关。食管综合征包括以下两种：症状综合征，包括典型反流综合征，反流性胸痛综合征；伴食管破损的综合征，包括反流性食管炎，反流性食管狭窄，Barrett食管，食管腺癌。食管外综合征包括以下两种：明确相关的反流性咳嗽综合征，反流性喉炎综合征，反流性哮喘综合征，反流性牙侵蚀综合征；可能相关的咽炎，鼻窦炎，特发性肺纤维化，复发性中耳炎。广泛使用“蒙特利尔共识意见”定义中公认的名词将会使GERD的研究更加全球化。

在正常情况下，食管下端与胃交界线上3～5 cm范围内，有一高压带（LES）构成一个压力屏障，能防止胃内容物反流入食管。当食管下端括约肌关闭不全时，或食管黏膜防御功能破坏时，不能防止胃十二指肠内容物反流到食管，以致胃酸、胃蛋白酶、胆盐和胰酶等损伤食管黏膜，均可促使发生GERD。其中尤以LES功能失调引起的反流性食管炎为主要机制。

二、诊断

（一）临床表现

本病初起，可不出现症状，但有胃食管明显反流者，常出现下列自觉症状。

1.胸骨后烧灼感或疼痛

此为最早最常见的症状，表现为在胸骨后感到烧灼样不适，并向胸骨上切迹、肩胛部或颈部放射，在餐后1小时躺卧或增高腹内压时出现，严重者可使患者于夜间醒来，口服抗酸剂后迅速缓解，但一部分长期有反流症状的患者，亦可伴有挤压性疼痛，与体位或进食无关，抗酸剂不能使之缓解，进酸性或热性液体时，则反使疼痛加重。

但胃灼热亦可在食管运动障碍或心、胆囊及胃十二指肠疾病中出现，确诊仍有赖于其他客观检查。

2.胃、食管反流

胃、食管反流表现为酸性或苦味液体反流到口腔，偶尔有食物从胃反流到口内，若严重者夜间出现反酸，可将液体或食物吸入肺内，引起阵发性咳嗽、呼吸困难及非季节性哮喘等。

3.咽下困难

初期多因炎症而有咽下轻度疼痛和阻塞不顺之感觉，进而食管痉挛，多有间歇性咽下梗阻，后期食管狭窄则咽下困难，甚至有进食后不能咽下的间断反吐现

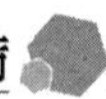

象，严重病例可呈间歇性咽下困难，伴有咽下疼痛，此时，不一定有食管狭窄，可能为食管远端的运动功能障碍，继发食管痉挛所致。慢性患者由于持续的咽下困难，饮食减少，摄取营养不足，体重明显下降。

4.出血

严重的活动性炎症，由于黏膜糜烂出血，可出现大便潜血阳性，或吐出物带血，或引起轻度缺铁性贫血，饮酒后，出血更重。

5.消化道外症状

Delahunty综合征即发生慢性咽炎，慢性声带炎和气管炎等综合征。这是由于胃食管的经常性反流，对咽部和声带产生损伤性炎症，引起咽部灼酸苦辣感觉；还可以并发咽食管憩室和唇烧灼综合征，即发生口腔黏膜糜烂和舌、唇、口腔的烧灼感；反流性食管炎还可导致反复发作的咳嗽、哮喘、夜间呼吸暂停、心绞痛样胸痛。

反流性食管炎出现症状的轻重，与反流量，伴发裂孔疝的大小及内镜所见的组织病变程度均无明显的正相关，而与反流物质和食管黏膜接触时间有密切关系。症状严重者，反流时食管pH在4.0以下，而且酸清除时间明显延长。

(二)辅助检查

1.上消化道内镜检查

上消化道内镜检查有助于确定有无反流性食管炎及有无并发症，如食管裂孔疝、食管炎性狭窄、食管癌等，结合病理活检有利于明确病变性质。但内镜下的食管炎不一定均有反流所致，还有其他病因如吞服药物、真菌感染、腐蚀剂等，需除外。一般来说，远端食管炎常常由反流引起。

2.钡餐检查

反流性食管炎患者的食管钡餐检查可显示下段食管黏膜皱襞增粗、不光滑，可见浅龛影或伴有狭窄等，食管蠕动可减弱。有时可显示食管裂孔疝，表现为贲门增宽，胃黏膜疝入食管内，尤其在头低位时，钡剂可向食管反流。卧位时如吞咽小剂量的硫酸钡，则显示多数GERD患者的食管体部和LES排钡延缓。一般来说，此项检查阳性率不高，有时难以判断病变性质。

3.食管pH监测

24小时食管pH监测能详细显示酸反流、昼夜酸反流规律、酸反流与症状的关系及患者对治疗的反应，使治疗个体化。其对EE的阳性率＞80%，对NERD的阳性率为50%～75%。此项检查虽能显示过多的酸反流，也是迄今为止公认的金标准，但也有假阴性。

4.食管测压

食管测压能显示 LESP 低下，一过性 LES 松弛情况。尤其是松弛后蠕动压低及食管蠕动收缩波幅低下或消失，这些正是胃食管反流的运动病理基础。在 GERD 的诊断中，食管测压除帮助食管 pH 电极定位、术前评估食管功能和预测手术外，还能预测抗反流治疗的疗效和是否需长期维持治疗。

5.食管胆汁反流监测

其方法是将光纤导管的探头放置 LES 上缘之上 5 cm 处，以分光光度法监测食管反流物内的胆红素含量，并将结果输回光电子系统。胆汁是十二指肠内容物的重要成分。其中含有的胆红素是胆汁中的主要的色素成分，在 453 nm 处有特殊的吸收高峰，可间接表明食管暴露于十二指肠内容物的情况。此项检查虽能间接反映十二指肠胃食管的反流情况，但有其局限性，一是胆红素不是唯一的有害物质，二是反流物中的黏液、食物颗粒、血红蛋白等的影响可出现假阳性的结果。

6.其他

对食管黏膜超微结构的研究可了解反流存在的病理生理学基础；无线食管 pH 测定可提供更长时间的酸反流检测；腔内阻抗技术的应用可监测所有反流事件，明确反流物的性质（气体、液体或气体液体混合物），与食管 pH 监测联合应用可明确反流物为酸性或非酸性及反流物与反流症状的关系。

三、临床诊断

（一）GERD 诊断

1.临床诊断

（1）有典型的胃灼热和反流症状，且无幽门梗阻或消化道梗阻的证据，临床上可考虑为 GERD。

（2）有食管外症状，又有反流症状，可考虑是反流相关或可能相关的食管外症状，如反流相关的咳嗽、哮喘。

（3）如仅有食管外症状，但无典型的胃灼热和反流症状，尚不能诊断为 GERD。宜进一步了解食管外症状发生的时间、与进餐和体位的关系及其他诱因。需注意有无重叠症状（如同时有 GERD 和肠易激综合征或功能性消化不良）、焦虑、抑郁状态、睡眠障碍等。

2.上消化道内镜检查

由于我国是胃癌、食管癌的高发国家，内镜检查已广泛开展，因此，对于拟诊

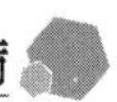

患者一般先进行内镜检查，特别是症状发生频繁、程度严重，伴有报警征象，或有肿瘤家族史，或患者很希望内镜检查时。上消化道内镜检查有助于确定有无反流性食管炎及有无并发症，如食管裂孔疝、食管炎性狭窄及食管癌等；有助于NERD的诊断；先行内镜检查比先行诊断性治疗，能够有效地缩短诊断时间。对食管黏膜破损者，可按1994年洛杉矶会议提出的分级标准，将内镜下食管病变严重程度分为A～D级。A级：食管黏膜有一个或几个＜5 mm的黏膜损伤。B级：同A级外，连续病变黏膜损伤＞5 mm。C级：非环形的超过两个皱襞以上的黏膜融合性损伤（范围＜75%食管周径）。D级：广泛黏膜损伤，病灶融合，损伤范围＞75%食管周径或全周性损伤。

3.诊断性治疗

对拟诊患者或疑有反流相关食管外症状的患者，尤其是上消化道内镜检查阴性时，可采用诊断性治疗。

质子泵抑制剂（PPI）诊断性治疗（PPI试验）已被证实是行之有效的方法。建议服用标准剂量PPI一天2次，疗程1～2周。服药后如症状明显改善，则支持酸相关GERD的诊断；如症状改善不明显，则可能有酸以外的因素参与或不支持诊断。

PPI试验不仅有助于诊断GERD，同时还启动了治疗。其本质在于PPI阳性与否充分强调了症状与酸之间的关系，是反流相关的检查。PPI阴性有以下几种可能：①抑酸不充分；②存在酸以外因素诱发的症状；③症状不是反流引起的。

PPI试验具有方便、可行、无创和敏感性高的优点，缺点是特异性较低。

（二）NERD诊断

1.临床诊断

NERD主要依赖症状学特点进行诊断，典型的症状为胃灼热和反流。患者以胃灼热症状为主诉时，如能排除可能引起胃灼热症状的其他疾病，且内镜检查未见食管黏膜破损，可做出NERD的诊断。

2.相关检查

内镜检查对NERD的诊断价值在于可排除EE或BE及其他上消化道疾病，如溃疡或胃癌。

3.诊断性治疗

PPI试验是目前临床诊断NERD最为实用的方法。PPI治疗后，胃灼热等典型反流症状消失或明显缓解提示症状与酸反流相关，如内镜检查无食管黏膜破损的证据，临床可诊断为 NERD。

(三)BE 诊断

1.临床诊断

BE 本身通常不引起症状，临床主要表现为 GERD 的症状，如胃灼热、反流、胸骨后疼痛、吞咽困难等。但约 25%的患者无 GERD 症状，因此在筛选 BE 时不应仅局限于有反流相关症状的人群，行常规胃镜检查时，对无反流症状的患者也应注意有无 BE 存在。

2.内镜诊断

BE 的诊断主要根据内镜检查和食管黏膜活检结果。如内镜检查发现食管远端有明显的柱状上皮化生并得到病理学检查证实时，即可诊断为 BE。按内镜下表现分型如下。①全周型：红色黏膜向食管延伸，累及全周，与胃黏膜无明显界限，游离缘距 LES 在 3 cm 以上。②岛型：齿状线 1 cm 以上出现斑片状红色黏膜。③舌型：与齿状线相连，伸向食管呈火舌状。

按柱状上皮化生长度分为以下 2 种。①长段 BE：上皮化生累及食管全周，且长度≥3 cm。②短段 BE：柱状上皮化生未累及食管全周，或虽累及全周，但长度＜3 cm。

内镜表现如下。①SCJ 内镜标志：食管鳞状上皮表现为淡粉色光滑上皮，胃柱状上皮表现为橘红色，鳞、柱状上皮交界处构成的齿状 Z 线，即为 SCJ。②EGJ 内镜标志：为管状食管与囊状胃的交界处，其内镜下定位的标志为最小充气状态下胃黏膜皱襞的近侧缘和/或食管下端纵行栅栏样血管末梢。③明确区分 SCJ 及 EGJ：这对于识别 BE 十分重要，因为在解剖学上 EGJ 与内镜观察到的 SCJ 并不一致，且反流性食管炎黏膜在外观上可与 BE 混淆，所以确诊 BE 需病理活检证实。④BE 内镜下典型表现：EGJ 近端出现橘红色柱状上皮，即 SCJ 与 EGJ 分离。BE 的长度测量应从 EGJ 开始向上至 SCJ。内镜下亚甲蓝染色有助于对灶状肠化的定位，并能指导活检。

3.病理学诊断

(1)活检取材：推荐使用四象限活检法，即常规从 EGJ 开始向上以 2 cm 的间隔分别在 4 个象限取活检；对疑有 BE 癌变者应向上每隔 1 cm 在 4 个象限取活检对有溃疡、糜烂、斑块、小结节狭窄和其他腔内异常者，均应取活检行病理学检查。

(2)组织分型。①贲门腺型：与贲门上皮相似，有胃小凹和黏液腺，但无主细胞和壁细胞。②胃底腺型：与胃底上皮相似，可见主细胞和壁细胞，但 BE 上皮

萎缩较明显，腺体较少且短小，此型多分布于BE远端近贲门处。③特殊肠化型：又称Ⅲ型肠化或不完全小肠化型，分布于鳞状细胞和柱状细胞交界处，化生的柱状上皮中可见杯状细胞为其特征性改变。

(3)BE的异型增生。①低度异型增生(LGD)：由较多小而圆的腺管组成，腺上皮细胞拉长，细胞核染色质浓染，核呈假复层排列，黏液分泌很少或不分泌，增生的细胞可扩展至黏膜表面。②高度异型增生(HGD)：腺管形态不规则，呈分支或折叠状，有些区域失去极性。与LGD相比，HGD细胞核更大、形态不规则且呈簇状排列，核膜增厚，核仁呈明显双嗜性，间质无浸润。

四、鉴别诊断

(一)反流性食管炎

两病可合并存在，在临床上，两者均可出现反流性症状，如胃灼热感、反酸、咽下困难及出血等。也可因腹内压或胃内压增高而加重症状。但反流性食管炎症状仅限于胃食管反流现象。而食管裂孔疝不但影响食管，也侵及附近神经，甚至影响心肺功能，故其反流症状较重，胸骨后可出现明显疼痛，也可出现咽部异物感和阵发性心律失常。而在诊断上，食管裂孔疝主要依靠X线钡餐，而反流性食管炎主要依靠内镜。

(二)食管贲门黏膜撕裂综合征

前者最典型的病史是先有干呕或呕吐正常胃内容物一次或多次，随后呕吐新鲜血液，诊断主要靠内镜。由于浅表的撕裂病损，在出血后48～72小时内多数已愈合，因此应及时作内镜检查。

(三)食管贲门失弛缓症

这是一种食管的神经肌肉功能障碍性疾病，也可出现如反流性食管炎样的食物反流、吞咽困难及胸骨后疼痛等症状。但本症多见于20～40岁的年轻患者，发病常与情绪波动及冷饮有关。X线钡餐检查，可见鸟嘴状及钡液平面等特征性改变。食管压力测定可观察到食管下端2/3无蠕动，吞咽时LES压力比静止压升高1.33 kPa，并松弛不完全，必要时可做内镜检查，以排除其他疾病。

(四)弥漫性食管痉挛

弥漫性食管痉挛也可伴有吞咽困难和胸骨后疼痛，是一种食管下端2/3无蠕动而又强烈收缩的疾病，一般不常见，可发生在任何年龄。食管钡餐检查可见“螺旋状食管”，即食管收缩时食管外观呈锯齿状。食管测压试验可观察到反复非蠕动性高幅度持久的食管收缩。

(五)食管癌

食管癌以进行性咽下困难为典型症状,出现胃灼热和反酸的症状较少,但若由于癌瘤的糜烂及溃疡形成或伴有食管炎症,亦可见到胸骨后烧灼痛,一般进行食管X线钡餐检查,或食管镜检查,不难与反流性食管炎做出鉴别。

五、并发症

(一)食管并发症

1.反流性食管炎

反流性食管炎是内镜下可见远段食管黏膜的破损,甚至出现溃疡,是胃食管反流病食管损伤的最常见后果和表现。

2.Barrett 食管

Barrett 食管多发生于鳞状上皮与柱状上皮交界处。“蒙特利尔共识意见”定义认为,当内镜疑似食管化生活检发现柱状上皮时,应诊断为 Barrett 食管,并具体说明是否存在肠型化生。

3.食管狭窄和出血

反流性食管狭窄是严重反流性疾病的结果。长期食管炎症由于瘢痕形成而致食管狭窄,表现为吞咽困难,反胃和胸骨后疼痛,狭窄多发生于食管下段。GERD 引起的出血罕见,主要见于食管溃疡者。

4.食管腺癌

“蒙特利尔共识意见”明确指出食管腺癌是 GERD 的并发症,食管腺癌的危险性与胃灼热的频率和时间成正比,慢性 GERD 症状增加食管腺癌的危险性。长节段 Barrett 食管伴化生是食管腺癌最重要的、明确的危险因素。

(二)食管外并发症

反流性食管炎由于反流的胃液侵袭咽部、声带和气管,引起慢性咽炎、声带炎和气管炎,甚至吸入性肺炎。

六、治疗

参照 2006 年“中国胃食管反流病治疗共识意见”进行治疗。

(一)改变生活方式

抬高床头、睡前 3 小时不再进食、避免高脂肪食物、戒烟酒、减少摄入可以降低 LES 压力的食物(如巧克力、薄荷、咖啡、洋葱、大蒜等)。减轻体重可减少

GERD 患者反流症状。

(二)抑制胃酸分泌

抑制胃酸的药物包括 H_2 受体阻滞剂(H_2-RA)和 PPI 等。

1.初始治疗的目的是尽快缓解症状,治愈食管炎

(1)H_2-RA 仅适用于轻至中度 GERD 治疗。H_2-RA(西咪替丁、雷尼替丁、法莫替丁等)治疗反流性 GERD 的食管炎愈合率为 50%~60%,胃灼热症状缓解率为 50%。

(2)PPI 是 GERD 治疗中最常用的药物,伴有食管炎的 GERD 治疗首选。奥美拉唑、兰索拉唑、泮托拉唑、雷贝拉唑和埃索美拉唑可供选用。在标准剂量下,新一代 PPI 具有更强的抑酸作用。

PPI 治疗糜烂性食管炎的内镜下 4 周、8 周愈合率分别为 80%和 90%左右,PPI 推荐采用标准剂量,疗程 8 周。部分患者症状控制不满意时可加大剂量或换一种 PPI。

(3)NERD 治疗的主要药物是 PPI。由于 NERD 发病机制复杂,PPI 对其症状疗效不如糜烂性食管炎,但 PPI 是治疗 NERD 的主要药物,治疗的疗程应不少于 8 周。

2.维持治疗是巩固疗效、预防复发的重要措施

GERD 是一种慢性疾病,停药后半年的食管炎与症状复发率分别为 80%和 90%,故经初始治疗后,为控制症状、预防并发症,通常需采取维持治疗。

目前维持治疗的方法有 3 种:维持原剂量或减量、间歇用药、按需治疗。采取哪一种维持治疗方法,主要根据患者症状及食管炎分级来选择药物与剂量,通常严重的糜烂性食管炎(LAC-D 级)需足量维持治疗,NERD 可采用按需治疗。H_2-RA 长期使用会产生耐受性,一般不适合作为长期维持治疗的药物。

(1)原剂量或减量维持:维持原剂量或减量使用 PPI,每天 1 次,长期使用以维持症状持久缓解,预防食管炎复发。

(2)间歇治疗:PPI 剂量不变,但延长用药周期,最常用的是隔天疗法。3 天 1 次或周末疗法因间隔太长,不符合 PPI 的药代动力学,抑酸效果较差,不提倡使用。在维持治疗过程中,若症状出现反复,应增至足量 PPI 维持。

(3)按需治疗:按需治疗仅在出现症状时用药,症状缓解后即停药。按需治疗建议在医师指导下,由患者自己控制用药,没有固定的治疗时间,治疗费用低于维持治疗。

3.BE 治疗

虽有文献报道PPI能延缓BE的进程，尚无足够的循证依据证实其能逆转BE。BE伴有糜烂性食管炎及反流症状者，采用大剂量PPI治疗，并长期维持治疗。

4.控制夜间酸突破(NAB)

NAB指在每天早、晚餐前服用PPI治疗的情况下，夜间胃内pH<4，持续时间>1小时。控制NAB是治疗GERD的措施之一。治疗方法包括调整PPI用量、睡前加用H_2-RA、应用血浆半衰期更长的PPI等。

(三)对GERD可选择性使用促动力药物

在GERD的治疗中，抑酸药物治疗效果不佳时，考虑联合应用促动力药物，特别是对于伴有胃排空延迟的患者。

(四)手术与内镜治疗应综合考虑，慎重决定

GERD手术与内镜治疗的目的是增强LES抗反流作用，缓解症状，减少抑酸剂的使用，提高患者的生活质量。

BE伴高度不典型增生、食管严重狭窄等并发症，可考虑内镜或手术治疗。

第二节　贲门失弛缓症

贲门失弛缓症是一种食管运动障碍性疾病，以食管缺乏蠕动和LES松弛不良为特征。临床上贲门失弛缓症表现为患者对液体和固体食物均有吞咽困难、体重减轻、餐后反食、夜间呛咳及胸骨后不适或疼痛。本病曾称为贲门痉挛。

一、流行病学

贲门失弛缓症是一种少见疾病。欧美国家较多，发病率每年为(0.5～8)/10万，男女发病率接近，约为1∶1.15。本病多见于30～40岁的成年人，其他年龄亦可发病。

二、病因和发病机制

病因可能与基因遗传、病毒感染、自身免疫及心理-社会因素有关。贲门失弛缓症的发病机制有先天性、肌源性和神经源性学说。先天性学说认为本病是

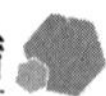

常染色体隐性遗传；肌源性学说认为贲门失弛缓症LES压力升高是由LES本身病变引起，但最近的研究表明，贲门失弛缓症患者的病理改变主要在神经而不在肌肉，目前人们广泛接受的是神经源性学说。

三、临床表现

患者主要症状为吞咽困难、反食、胸痛，也可有呼吸道感染、贫血、体重减轻等表现。

(一)吞咽困难

几乎所有的患者均有程度不同的吞咽困难。起病多较缓慢，病初吞咽困难时有时无，时轻时重，后期则转为持续性。吞咽困难多呈间歇性发作，常因与人共餐、情绪波动、发怒、忧虑、惊骇或进食过冷和辛辣等刺激性食物而诱发。大多数患者吞咽固体和液体食物同样困难，少部分患者吞咽液体食物较固体食物更困难，故以此征象与其他食管器质性狭窄所产生的吞咽困难相鉴别。

(二)反食

多数患者合并反食症状。随着咽下困难的加重，食管的进一步扩张，相当量的内容物可潴留在食管内达数小时或数天之久，而在体位改变时反流出来。尤其是在夜间平卧位更易发生。从食管反流出来的内容物因未进入过胃腔，故无胃内呕吐物酸臭的特点，但可混有大量黏液和唾液。

(三)胸痛

胸痛是发病早期的主要症状之一，发生率为40%～90%，性质不一，可为闷痛、灼痛或针刺痛。疼痛部位多在胸骨后及中上腹，疼痛发作有时酷似心绞痛，甚至舌下含化硝酸甘油片后可获缓解。疼痛发生的原因可能是食管平滑肌强烈收缩，或食物滞留性食管炎所致。随着吞咽困难的逐渐加剧，梗阻以上食管的进一步扩张，疼痛反而逐渐减轻。

(四)体重减轻

此症与吞咽困难的程度相关。严重吞咽困难可有明显的体重下降，但很少有恶病质样变。

(五)呼吸道症状

由于食物反流，尤其是夜间反流，误入呼吸道引起吸入性感染。出现刺激性咳嗽、咳痰、气喘等症状。

(六)出血和贫血

患者可有贫血表现。偶有出血,多为食管炎所致。

(七)其他

在后期病例,极度扩张的食管可压迫胸腔内器官而产生干咳、气急、发绀和声音嘶哑等。患者很少发生呃逆,为本病的重要特征。

(八)并发症

本病可继发食管炎、食管溃疡、巨食管症、自发性食管破裂、食管癌等。贲门失弛缓症患者患食管癌的风险为正常人的 14～140 倍。有研究报道,贲门失弛缓症治疗 30 年后,19%的患者死于食管癌。因其合并食管癌时,临床症状可无任何变化,临床诊断比较困难,容易漏诊。

四、实验室及其他检查

(一)X 线检查

X 线检查是诊断本病的首选方法。

1.胸部 X 线检查

本病初期,胸片可无异常。随着食管扩张,可在后前位胸片见到纵隔右上边缘膨出。在食管高度扩张、伸延与弯曲时,可见纵隔增宽而超过心脏右缘,有时可被误诊为纵隔肿瘤。当食管内潴留大量食物和气体时,食管内可见液平面。大部分病例可见胃泡消失。

2.食管钡餐检查

动态造影可见食管的收缩具有紊乱和非蠕动性质,吞咽时 LES 不松弛,钡餐常难以通过贲门部而潴留于食管下端,并显示远端食管扩张、黏膜光滑,末端变细呈鸟嘴形或漏斗形。

(二)内镜检查

内镜下可见食管体部扩张呈憩室样膨出,无张力,蠕动差。食管内见大量食物和液体潴留,贲门口紧闭,内镜通过有阻力,但均能通过。若不能通过则要考虑有无其他器质性原因所致狭窄。

(三)食管测压

本病最重要的特点是吞咽后 LES 松弛障碍,食管体部无蠕动收缩,LES 压力升高[＞4.0 kPa(30 mmHg)],不能松弛、松弛不完全或短暂松弛(＜6 秒),食

管内压高于胃内压。

(四)放射性核素检查

用^{99m}Tc 标记液体后吞服，显示食管通过时间和节段性食管通过时间，同时也显示食管影像。立位时，食管通过时间平均为 7 秒，最长不超过 15 秒。卧位时比立位时要慢。

五、诊断

根据病史有典型的吞咽困难、反食、胸痛等临床表现，结合典型的食管钡餐影像及食管测压结果即可确诊本病。

六、鉴别诊断

(一)反流性食管炎伴食管狭窄

本病反流物有酸臭味，或混有胆汁，胃灼热症状明显，应用质子泵抑制剂治疗有效。食管钡餐检查无典型的"鸟嘴样"改变，LES 压力降低，且低于胃内压力。

(二)恶性肿瘤

恶性肿瘤细胞侵犯肌间神经丛，或肿瘤环绕食管远端压迫食管，可见与贲门失弛缓症相似的临床表现，包括食管钡餐影像。常见的肿瘤有食管癌、贲门胃底癌等，内镜下活检具有重要的鉴别作用。如果内镜不能达到病变处则应行扩张后取活检，或行 CT 检查以明确诊断。

(三)弥漫性食管痉挛

本病亦为食管动力障碍性疾病，与贲门失弛缓症有相同的症状。但食管钡餐显示为强烈的不协调的非推进型收缩，呈现串珠样或螺旋状改变。食管测压显示为吞咽时食管各段同期收缩，重复收缩，LES 压力大部分是正常的。

(四)继发性贲门失弛缓症

锥虫病、淀粉样变性、特发性假性肠梗阻、迷走神经切断术后等也可以引起类似贲门失弛缓症的表现，食管测压无法区别病变是原发性或继发性。但这些疾病均累及食管以外的消化道或其他器官，借此与本病鉴别。

七、治疗

目前尚无有效的方法恢复受损的肌间神经丛功能，主要是针对 LES，不同程度解除 LES 的松弛障碍，降低 LES 压力，预防并发症。主要治疗手段有药物治疗、内镜下治疗和手术治疗。

(一)药物治疗

目前可用的药物有硝酸甘油类和钙通道阻滞剂，如硝酸甘油 0.6 mg，每天 3 次，餐前15 分钟舌下含化，或硝酸异山梨酯 10 mg，每天 3 次，或硝苯地平 10 mg，每天 3 次。由于药物治疗的效果并不完全，且作用时间较短，一般仅用于贲门失弛缓症的早期、老年高危患者或拒绝其他治疗的患者。

(二)内镜治疗

1.内镜下 LES 内注射肉毒毒素

肉毒毒素是肉毒梭状杆菌产生的外毒素，是一种神经肌肉胆碱能阻断剂。它能与神经肌肉接头处突触前胆碱能末梢快速而强烈地结合，阻断神经冲动的传导而使骨骼肌麻痹，还可抑制平滑肌的活动，抑制胃肠道平滑肌的收缩。内镜下注射肉毒毒素是一种简单、安全且有效的治疗手段，但由于肉毒毒素在几天后降解，其对神经肌肉接头处突触前胆碱能末梢的作用减弱或消失，因此，若要维持疗效，需要反复注射。

2.食管扩张

球囊扩张术是目前治疗贲门失弛缓症最为有效的非手术疗法，它的近期及远期疗效明显优于其他非手术治疗，但并发症发生率较高，尤以穿孔最为严重，发生率为 1%～5%。球囊扩张的原理主要是通过强力作用，使 LES 发生部分撕裂，解除食管远端梗阻，缓解临床症状。

3.手术治疗

Heller 肌切开术是迄今治疗贲门失弛缓症的标准手术，其目的是降低 LES 压力，缓解吞咽困难。同时保持一定的 LES 压力，防止食管反流的发生。手术方式分为开放性手术和微创性手术两种，开放性手术术后症状缓解率可达 80%～90%，但 10%～46%的患者可能发生食管反流。因此大多数学者主张加做防反流手术。尽管开放性手术的远期效果是肯定的，但是由于其创伤大、术后恢复时间长、费用昂贵，一般不作为贲门失弛缓症的一线治疗手段，仅在其他治疗方法失败，且患者适合手术时才选用开放性手术。

第三节 急性胃炎

急性胃炎是由多种不同的病因引起的急性胃黏膜炎症,包括急性单纯性胃炎、急性糜烂出血性胃炎和吞服腐蚀物引起的急性腐蚀性胃炎与胃壁细菌感染所致的急性化脓性胃炎。其中,临床意义最大和发病率最高的是以胃黏膜糜烂、出血为主要表现的急性糜烂出血性胃炎。

一、流行病学

迄今为止,目前国内外尚缺乏有关急性胃炎的流行病学调查。

二、病因

急性胃炎的病因众多,大致有外源性和内源性两大类,包括急性应激、化学性损伤(如药物、酒精、胆汁、胰液)和急性细菌感染等。

(一)外源性因素

1.药物

各种非甾体抗炎药(NSAIDs),包括阿司匹林、吲哚美辛、吡罗昔康和多种含有该类成分复方药物。另外,糖皮质激素和某些抗生素及氯化钾等均可导致胃黏膜损伤。

2.酒精

主要是大量酗酒可致急性胃黏膜胃糜烂甚至出血。

3.生物性因素

沙门菌、嗜盐菌和葡萄球菌等细菌或其毒素可使胃黏膜充血水肿和糜烂。幽门螺杆菌(Hp)感染可引起急、慢性胃炎,发病机制类似,将在慢性胃炎节中叙述。

4.其他

某些机械性损伤(包括胃内异物或胃柿石等)可损伤胃黏膜。放射疗法可致胃黏膜受损。偶可见因吞服腐蚀性化学物质(强酸或强碱或甲酚及氯化汞、砷、磷等)引起的腐蚀性胃炎。

(二)内源性因素

1.应激因素

多种严重疾病如严重创伤、烧伤或大手术及颅脑病变和重要脏器功能衰竭等可导致胃黏膜缺血、缺氧而损伤。通常称为应激性胃炎，如果由脑血管病变、头颅部外伤和脑手术后引起的胃十二指肠急性溃疡称为库欣溃疡，而大面积烧灼伤所致溃疡称为柯林溃疡。

2.局部血供缺乏

局部血供缺乏主要是腹腔动脉栓塞治疗后或少数因动脉硬化致胃动脉的血栓形成或栓塞引起供血不足。另外，还可见于肝硬化门静脉高压并发上消化道出血者。

3.急性蜂窝织炎或化脓性胃炎

此两者甚少见。

三、病理生理学和病理组织学

(一)病理生理学

胃黏膜防御机制包括黏膜屏障、黏液屏障、黏膜上皮修复、黏膜和黏膜下层丰富的血流、前列腺素和肽类物质(表皮生长因子等)和自由基清除系统。上述结果破坏或保护因素减少，使胃腔中的 H^+ 逆弥散至胃壁，肥大细胞释放组胺，则血管充血甚或出血、黏膜水肿及间质液渗出，同时可刺激壁细胞分泌盐酸、主细胞分泌胃蛋白酶原。若致病因子损及腺颈部细胞，则胃黏膜修复延迟、更新受阻而出现糜烂。

严重创伤、大手术、大面积烧伤、脑血管意外和严重脏器功能衰竭及休克或者败血症等所致的急性应激的发生机制：急性应激→皮质-垂体前叶-肾上腺皮质轴活动亢进、交感-副交感神经系统失衡→机体的代偿功能不足→不能维持胃黏膜微循环的正常运行→黏膜缺血、缺氧→黏液和碳酸氢盐分泌减少及内源性前列腺素合成不足→黏膜屏障破坏和氢离子反弥散→降低黏膜内 pH→进一步损伤血管与黏膜→糜烂和出血。

NSAIDs 所引起者则为抑制环加氧酶(COX)致使前列腺素产生减少，黏膜缺血缺氧。氯化钾和某些抗生素或抗肿瘤药等则可直接刺激胃黏膜引起浅表损伤。

乙醇可致上皮细胞损伤和破坏，黏膜水肿、糜烂和出血。另外，幽门关闭不全、胃切除(主要是 BillrothⅡ式)术后可引起十二指肠-胃反流，则此时由胆汁和胰液等组成的碱性肠液中的胆盐、溶血磷脂酰胆碱、磷脂酶 A 和其他胰酶可破坏胃黏膜屏障，引起急性炎症。

门静脉高压可致胃黏膜毛细血管和小静脉扩张及黏膜水肿，组织学表现为

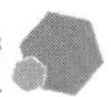

只有轻度或无炎症细胞浸润，可有显性或非显性出血。

（二）病理学改变

急性胃炎主要病理和组织学表现以胃黏膜充血、水肿，表面有片状渗出物或黏液覆盖为主。黏膜皱襞上可见局限性或弥漫性陈旧性或新鲜出血与糜烂，糜烂加深可累及胃腺体。

显微镜下则可见黏膜固有层多少不等的中性粒细胞、淋巴细胞、浆细胞和少量嗜酸性粒细胞浸润，可有水肿。表面的单层柱状上皮细胞和固有腺体细胞出现变性与坏死。重者黏膜下层亦有水肿和充血。

对于腐蚀性胃炎若接触了高浓度的腐蚀物质且长时间，则胃黏膜出现凝固性坏死、糜烂和溃疡，重者穿孔或出血甚至腹膜炎。

另外，少见的化脓性胃炎可表现为整个胃壁（主要是黏膜下层）炎性增厚，大量中性粒细胞浸润，黏膜坏死。可有胃壁脓性蜂窝织炎或胃壁脓肿。

四、临床表现

（一）症状

部分患者可有上腹痛、腹胀、恶心、呕吐和嗳气及食欲缺乏等。如伴胃黏膜糜烂出血，则有呕血和/或黑便，大量出血可引起出血性休克。有时上腹胀气明显。细菌感染导致者可出现腹泻等。并有疼痛、吞咽困难和呼吸困难（由于喉头水肿）。腐蚀性胃炎可吐出血性黏液，严重者可发生食管或胃穿孔，引起胸膜炎或弥漫性腹膜炎。化脓性胃炎起病常较急，有上腹剧痛、恶心和呕吐、寒战和高热，血压可下降，出现中毒性休克。

（二）体征

上腹部压痛是常见体征，尤其多见于严重疾病引起的急性胃炎出血者。腐蚀性胃炎因口腔黏膜、食管黏膜和胃黏膜都有损害，口腔、咽喉黏膜充血、水肿和糜烂。化脓性胃炎有时体征酷似急腹症。

五、辅助检查

急性糜烂出血性胃炎的确诊有赖于急诊胃镜检查，一般应在出血后24～48小时内进行，可见到以多发性糜烂、浅表溃疡和出血灶为特征的急性胃黏膜病损。黏液糊或者可有新鲜或陈旧血液。一般急性应激所致的胃黏膜病损以胃体、胃底部为主，而NSAIDs或酒精所致的则以胃窦部为主。注意X线钡剂检查并无诊断价值。出血者做呕吐物或大便隐血试验，红细胞计数和血红蛋白测定。

感染因素引起者，做白细胞计数和分类检查、大便常规检查和培养。

六、诊断和鉴别诊断

主要由病史和症状做出拟诊，经胃镜检查可得以确诊。但吞服腐蚀物质者禁忌胃镜检查。有长期服用NSAIDs、酗酒及临床重危患者，均应想到急性胃炎的可能。对于鉴别诊断，腹痛为主者，应通过反复询问病史与急性胰腺炎、胆囊炎和急性阑尾炎等急腹症甚至急性心肌梗死相鉴别。

七、治疗

（一）基础治疗

基础治疗包括给予镇静、禁食、补液、解痉、止吐等对症支持治疗。此后给予流质或半流质饮食。

（二）针对病因治疗

针对病因治疗包括根除Hp、去除NSAIDs或乙醇等诱因。

（三）对症处理

表现为反酸、上腹隐痛、烧灼感和嘈杂者，给予H_2受体阻滞剂或质子泵抑制剂。以恶心、呕吐或上腹胀闷为主者可选用甲氧氯普胺、多潘立酮或莫沙必利等促动力药。以痉挛性疼痛为主者，可给予莨菪碱等药物进行对症处理。

有胃黏膜糜烂、出血者，可用抑制胃酸分泌的H_2受体阻滞剂或质子泵抑制剂外，还可同时应用胃黏膜保护药如硫糖铝或铝碳酸镁等。

对于较大量的出血则应采取综合措施进行抢救。当并发大量出血时，可以冰水洗胃或在冰水中加去甲肾上腺素（每200 mL冰水中加8 mL），或同管内滴注碳酸氢钠，浓度为1 000 mmol/L，24小时滴1 L，使胃内pH保持在5以上。凝血酶是有效的局部止血药，并有促进创面愈合作用，大剂量时止血作用显著。常规的止血药，如卡巴克络、抗血栓溶芳酸和酚磺乙胺等可静脉应用，但效果一般。内镜下止血往往可收到较好效果。

八、并发症的诊断、预防和治疗

急性胃炎的并发症包括穿孔、腹膜炎、水、电解质紊乱和酸碱失衡等。为预防细菌感染者选用抗生素治疗，因过度呕吐致脱水者及时补充水和电解质，并适时检测血气分析，必要时纠正酸碱平衡紊乱。对于穿孔或腹膜炎者，则必要时行外科治疗。

九、预后

病因去除后，急性胃炎多在短期内恢复正常。相反病因长期持续存在，则可转为慢性胃炎。由于绝大多数慢性胃炎的发生与Hp感染有关，而Hp自发清除少见，故慢性胃炎可持续存在，但多数患者无症状。流行病学研究显示，部分Hp相关性胃窦炎（<20％）可发生十二指肠溃疡。

第四节　慢性胃炎

慢性胃炎是由各种病因引起的胃黏膜慢性炎症。根据新悉尼胃炎系统和我国2006年颁布的“中国慢性胃炎共识意见”标准，由内镜及病理组织学变化，将慢性胃炎分为非萎缩性（浅表性）胃炎及萎缩性胃炎两大基本类型和一些特殊类型胃炎。

一、流行病学

Hp感染为慢性非萎缩性胃炎的主要病因。大致上说来，慢性非萎缩性胃炎发病率与Hp感染情况相平行，慢性非萎缩性胃炎流行情况因不同国家、不同地区Hp感染情况而异。一般Hp感染率发展中国家高于发达国家，感染率随年龄增加而升高。我国属Hp高感染率国家，估计人群中Hp感染率为40％～70％。慢性萎缩性胃炎是原因不明的慢性胃炎，在我国是一种常见病、多发病，在慢性胃炎中占10％～20％。

二、病因

（一）慢性非萎缩性胃炎的常见病因

1.Hp感染

Hp感染是慢性非萎缩性胃炎最主要的病因，两者的关系符合Koch提出的确定病原体为感染性疾病病因的4项基本要求，即该病原体存在于该病的患者中，病原体的分布与体内病变分布一致，清除病原体后疾病可好转，在动物模型中该病原体可诱发与人相似的疾病。

研究表明，80％～95％的慢性活动性胃炎患者胃黏膜中有Hp感染，5％～20％的Hp阴性率反映了慢性胃炎病因的多样性；Hp相关胃炎者，Hp胃内分布与炎症分布一致；根除 Hp 可使胃黏膜炎症消退，一般中性粒细胞消退较快，但淋巴细胞、浆细胞消退需要较长时间；志愿者和动物模型中已证实 Hp 感染可引起胃炎。

Hp 感染引起的慢性非萎缩性胃炎中胃窦为主全胃炎患者胃酸分泌可增加，十二指肠溃疡发生的危险度较高；而胃体为主全胃炎患者胃溃疡和胃癌发生的危险性增加。

2.胆汁和其他碱性肠液反流

幽门括约肌功能不全时含胆汁和胰液的十二指肠液反流入胃，可削弱胃黏膜屏障功能，使胃黏膜遭到消化液的刺激作用，产生炎症、糜烂、出血和上皮化生等病变。

3.其他外源性因素

酗酒、服用 NSAIDs 等药物、某些刺激性食物等均可反复损伤胃黏膜。这类因素均可各自或与 Hp 感染协同作用而引起或加重胃黏膜慢性炎症。

(二)慢性萎缩性胃炎的主要病因

1973 年，Strickland 将慢性萎缩性胃炎分为 A、B 两型，A 型是胃体弥漫性萎缩，导致胃酸分泌下降，影响维生素 B_{12} 及内因子的吸收，因此常合并恶性贫血，与自身免疫有关；B 型在胃窦部，少数人可发展成胃癌，与 Hp、化学损伤(胆汁反流、非皮质激素消炎药、吸烟、酗酒等)有关，在我国，80％以上的属于第二类。

胃内攻击因子与防御修复因子失衡是慢性萎缩性胃炎发生的根本原因。具体病因与慢性非萎缩性胃炎相似。包括 Hp 感染；长期饮浓茶、烈酒、咖啡，食用过热、过冷、过于粗糙的食物，可导致胃黏膜的反复损伤；长期大量服用非甾体抗炎药如阿司匹林、吲哚美辛等可抑制胃黏膜前列腺素的合成，破坏黏膜屏障；烟草中的尼古丁不仅影响胃黏膜的血液循环，还可导致幽门括约肌功能紊乱，造成胆汁反流；各种原因的胆汁反流均可破坏黏膜屏障造成胃黏膜慢性炎症改变。比较特殊的是壁细胞抗原和抗体结合形成免疫复合体在补体参与下，破坏壁细胞；胃黏膜营养因子(如胃泌素、表皮生长因子等)缺乏；心力衰竭、动脉粥样硬化、肝硬化合并门静脉高压、糖尿病、甲状腺病、慢性肾上腺皮质功能减退、尿毒症、干燥综合征、胃血流量不足及精神因素等均可导致胃黏膜萎缩。

三、病理生理学和病理学

(一)病理生理学

1.Hp 感染

Hp 感染途径为粪-口或口-口途径,其外壁靠黏附素而紧贴胃上皮细胞。

Hp 感染的持续存在,致使腺体破坏,最终发展成为萎缩性胃炎。而感染 Hp 后胃炎的严重程度则除了与细菌本身有关外,还决定与患者机体情况和外界环境。如带有空泡毒素(VacA)和细胞毒相关基因(CagA)者,胃黏膜损伤明显较重。患者的免疫应答反应强弱、其胃酸的分泌情况、血型、民族和年龄差异等也影响胃黏膜炎症程度。此外,患者饮食情况也有一定作用。

2.自身免疫机制

研究早已证明,以胃体萎缩为主的 A 型萎缩性胃炎患者血清中,存在壁细胞抗体(PCA)和内因子抗体(IFA)。前者的抗原是壁细胞分泌小管微绒毛膜上的质子泵 H^+/K^+-ATP 酶,它破坏壁细胞而使胃酸分泌减少。而 IFA 则对抗内因子(壁细胞分泌的一种糖蛋白),使食物中的维生素 B_{12}无法与后者结合被末端回肠吸收,最后引起维生素 B_{12}吸收不良,甚至导致恶性贫血。IFA 具有特异性,几乎仅见于胃萎缩伴恶性贫血者。

造成胃酸和内因子分泌减少或丧失,恶性贫血是 A 型萎缩性胃炎的终末阶段,是自身免疫性胃炎最严重的标志。当泌酸腺完全萎缩时称为胃萎缩。

另外,近年发现 Hp 感染者中也存在着自身免疫反应,其血清抗体能与宿主胃黏膜上皮及黏液起交叉反应,如菌体 LewisX 和 LewisY 抗原。

3.外源性损伤因素破坏胃黏膜屏障

碱性十二指肠液反流等,可减弱胃黏膜屏障功能。致使胃腔内 H^+ 通过损害的屏障,反弥散入胃黏膜内,使炎症不易消散。长期慢性炎症,又加重屏障功能的减退,如此恶性循环使慢性胃炎久治不愈。

4.生理因素和胃黏膜营养因子缺乏

萎缩性变化和肠化等皆与衰老相关,而炎症细胞浸润程度与年龄关系不大。这主要是老龄者的退行性变-胃黏膜小血管扭曲,小动脉壁玻璃样变性,管腔狭窄导致黏膜营养不良、分泌功能下降引起的。

新近研究证明,某些胃黏膜营养因子(胃泌素、表皮生长因子等)缺乏或胃黏膜感觉神经终器对这些因子不敏感可引起胃黏膜萎缩。如手术后残胃炎原因之一是 G 细胞数量减少,而引起胃泌素营养作用减弱。

5.遗传因素

萎缩性胃炎、维生素 B_{12} 吸收不良的患病率和 PCA、IFA 的阳性率很高，提示可能有遗传因素的影响。

(二)病理学

慢性胃炎病理变化是由胃黏膜损伤和修复过程所引起。病理组织学的描述包括活动性慢性炎症、萎缩和化生及异型增生等。此外，在慢性炎症过程中，胃黏膜也有反应性增生变化，如胃小凹上皮过形成、黏膜肌增厚、淋巴滤泡形成、纤维组织和腺管增生等。

近几年对于慢性胃炎尤其是慢性萎缩性胃炎的病理组织学，有不少新的进展。以下结合2006 年9 月中华医学会消化病学分会的"全国第二届慢性胃炎共识会议"中制订的慢性胃炎诊治的共识意见，论述以下关键进展问题。

1.萎缩的定义

1996 年，新悉尼系统把萎缩定义为"腺体的丧失"，这是模糊而易产生歧义的定义，反映了当时肠化是否属于萎缩，病理学家有不同认识。其后国际上一个病理学家的自由组织——萎缩联谊会(Atrophy Club 2000)进行了 3 次研讨会，并在 2002 年发表了对萎缩的新分类，12 位学者中有 8 位也曾是悉尼系统的执笔者，故此意见可认为是悉尼系统的补充和发展，有很高的权威性。

萎缩联谊会把萎缩新定义为"萎缩是胃固有腺体的丧失"，将萎缩分为 3 种情况，包括无萎缩、未确定萎缩和萎缩，进而将萎缩分两个类型，即非化生性萎缩和化生性萎缩。前者特点是腺体丧失伴有黏膜固有层中的纤维化或纤维肌增生；后者是胃黏膜腺体被化生的腺体所替换。这两类萎缩的程度分级仍用最初悉尼系统标准和新悉尼系统的模拟评分图，分为 4 级，即无、轻度、中度和重度萎缩。国际的萎缩新定义对我国来说不是新的，我国学者早年就认为"肠化或假幽门腺化生不是胃固有腺体，因此尽管胃腺体数量未减少，但也属萎缩"，并在"全国第一届慢性胃炎共识会议"中做了说明。

对于上述第 2 个问题，答案显然是肯定的。这是因为多灶性萎缩性胃炎的胃黏膜萎缩呈灶状分布，即使活检块数少，只要病理活检发现有萎缩，就可诊断为萎缩性胃炎。在此次全国慢性胃炎共识意见中强调，需注意取材于糜烂或溃疡边缘的组织易存在萎缩，但不能简单地视为萎缩性胃炎。此外，活检组织太浅、组织包埋方向不当等因素均可影响萎缩的判断。

"未确定萎缩"是国际新提出的观点，认为黏膜层炎症很明显时，单核细胞密

集浸润造成腺体被取代、移置或隐匿，以致难以判断这些“看来似乎丧失”的腺体是否真正丧失，此时暂先诊断为“未确定萎缩”，最后诊断延期到炎症明显消退（大部分在 Hp 根除治疗 3～6 个月后），再取活检时做出。对萎缩的诊断采取了比较谨慎的态度。

目前，我国共识意见并未采用此概念。原因：①炎症明显时腺体被破坏、数量减少，在这个时点上，病理按照萎缩的定义可以诊断为萎缩，非病理不能。②一般临床希望活检后有病理结论，病理如不做诊断，会出现临床难做出诊断、对治疗效果无法评价的情况。尤其是在临床研究上，设立此诊断项会使治疗前或后失去相当一部分统计资料。慢性胃炎是个动态过程，炎症可以有两个结局：完全修复和不完全修复（纤维化和肠化），炎症明显期病理无责任预言今后趋向哪个结局。可以预料对萎缩采用的诊断标准不一，治疗有效率也不一，采用“未确定萎缩”的研究课题，因为事先去除了一部分可逆的萎缩，萎缩的可逆性就低。

2.肠化分型的临床意义与价值

用 AB-PAS 和 HID-AB 黏液染色能区分肠化亚型，然而，肠化分型的意义并未明了。传统观念认为，肠化亚型中的小肠型和完全型肠化无明显癌前病变意义，而大肠型肠化的胃癌发生危险性增高，从而引起临床的重视。支持肠化分型有意义的学者认为化生是细胞表型的一种非肿瘤性改变，通常在长期不利环境作用下出现。这种表型改变可以是干细胞内出现体细胞突变的结果，或是表现遗传修饰的变化导致后代细胞向不同方向分化的结果。胃内肠化部位发现很多遗传改变，这些改变甚至可出现在异型增生前。他们认为肠化中不完全型结肠型者，具有大多数遗传学改变，有发生胃癌的危险性。但近年，越来越多的临床资料显示其预测胃癌价值有限而更强调重视肠化范围，肠化分布范围越广，其发生胃癌的危险性越高。10 多年来罕有从大肠型肠化随访发展成癌的报道。另一方面，从病理检测的实际情况看，肠化以混合型多见，大肠型肠化的检出率与活检块数有密切关系，即活检块数越多，大肠型肠化检出率越高。客观地讲，该型肠化的遗传学改变和胃不典型增生（上皮内瘤）的改变相似。因此，对肠化分型的临床意义和价值的争论仍未有定论。

3.关于异型增生

异型增生（上皮内瘤变）是重要的胃癌癌前病变，分为轻度和重度（或低级别和高级别）两级。异型增生和上皮内瘤变是同义词，后者是 WHO 国际癌症研究协会推荐使用的术语。

4.萎缩和肠化发生过程是否存在不可逆转点

胃黏膜萎缩的产生主要有两种途径：一是干细胞区室和/或腺体被破坏；二是选择性破坏特定的上皮细胞而保留干细胞。这两种途径在慢性 Hp 感染中均可发生。

萎缩与肠化的逆转报道已经不在少数，但是否所有病患均有逆转可能，是否在萎缩的发生与发展过程中存在某一不可逆转点。这一转折点是否可能为肠化，已明确 Hp 感染可诱发慢性胃炎，经历慢性炎症→萎缩→肠化→异型增生等多个步骤最终发展至胃癌（Correa 模式）。可否通过根除 Hp 来降低胃癌发生危险性始终是近年来关注的热点。多数研究表明，根除 Hp 可防止胃黏膜萎缩和肠化的进一步发展，但萎缩、肠化是否能得到逆转尚待更多研究证实。

Mera 和 Correa 等最新报道了一项长达 12 年的大型前瞻性随机对照研究，纳入 795 例具有胃癌前病变的成人患者，随机给予抗 Hp 治疗和/或抗氧化治疗。他们观察到萎缩黏膜在 Hp 根除后持续保持阴性 12 年后可以完全消退，而肠化黏膜也有逐渐消退的趋向，但可能需要随访更长时间。他们认为通过抗 Hp 治疗来进行胃癌的化学预防是可行的策略。

但是，部分学者认为在考虑萎缩的可逆性时，需区分缺失腺体的恢复和腺体内特定细胞的再生。在后一种情况下，干细胞区室被保留，去除有害因素可使壁细胞和主细胞再生，并完全恢复腺体功能。当腺体及干细胞被完全破坏后，腺体的恢复只能由周围未被破坏的腺窝单元来完成。

当萎缩伴有肠化时，逆转机会进一步减小。如果肠化是对不利因素的适应性反应，而且不利因素可以被确定和去除，此时肠化有可能逆转。但是，肠化还有很多其他原因，如胆汁反流、高盐饮食、乙醇。这意味着即使在 Hp 感染个体，感染以外的其他因素亦可以引发或加速化生的发生。如果肠化是稳定的干细胞内体细胞突变的结果，则改变黏膜的环境也许不能使肠化逆转。

1992—2002 年的 34 篇文献里，根治 Hp 后萎缩可逆和无好转的基本各占一半，主要由于萎缩诊断标准、随访时间和间隔长短、活检取材部位和数量不统一所造成。建议今后制订统一随访方案，联合各医疗单位合作研究，使能得到大宗病例的统计资料。根治 Hp 可以产生某些有益效应，如消除炎症，消除活性氧所致的 DNA 损伤，缩短细胞更新周期，提高低胃酸者的泌酸量，并逐步恢复胃液维生素 C 的分泌。在预防胃癌方面，这些已被证实的结果可能比希望萎缩和肠化逆转重要得多。

实际上，国际著名学者对有否此不可逆转点也有争论。如美国的 Correa 教

授并不认同它的存在，而英国 Aberdeen 大学的 Emad Munir El-Omar 教授则强烈认为在异型增生发展至胃癌的过程中有某个节点，越过此则基本处于不可逆转阶段，但至今为止尚未明确此点的确切位置。

四、临床表现

流行病学研究表明，多数慢性非萎缩性胃炎患者无任何症状。少数患者可有上腹痛或不适、上腹胀、早饱、嗳气、恶心等非特异性消化不良症状。某些慢性萎缩性胃炎患者可有上腹部灼痛、胀痛、钝痛或胀闷且以餐后为著，食欲缺乏、恶心、嗳气、便秘或腹泻等症状。内镜检查和胃黏膜组织学检查结果与慢性胃炎患者症状的相关分析表明，患者的症状缺乏特异性，且症状之有无及严重程度与内镜所见及组织学分级并无肯定的相关性。

伴有胃黏膜糜烂者，可有少量或大量上消化道出血，长期少量出血可引起缺铁性贫血。胃体萎缩性胃炎可出现恶性贫血，常有全身衰弱、疲软、神情淡漠、隐性黄疸，消化道症状一般较少。

体征多不明显，有时上腹轻压痛，胃体胃炎严重时可有舌炎和贫血。

慢性萎缩性胃炎的临床表现不仅缺乏特异性，而且与病变程度并不完全一致。

五、辅助检查

（一）胃镜及活组织检查

1.胃镜检查

随着内镜器械的长足发展，内镜观察更加清晰。内镜下慢性非萎缩性胃炎可见红斑（点状、片状、条状），黏膜粗糙不平，出血点（斑），黏膜水肿及渗出等基本表现，尚可见糜烂及胆汁反流。萎缩性胃炎则主要表现为黏膜色泽白，不同程度的皱襞变平或消失。在不过度充气状态下，可透见血管纹，轻度萎缩时见到模糊的血管，重度时看到明显血管分支。内镜下肠化黏膜呈灰白色颗粒状小隆起，重者贴近观察有绒毛状变化。肠化也可以呈平坦或凹陷外观的。如果喷撒亚甲蓝色素，肠化区可能出现被染上蓝色，非肠化黏膜不着色。

胃黏膜血管脆性增加可致黏膜下出血，谓之壁内出血，表现为水肿或充血胃黏膜上见点状、斑状或线状出血，可多发、新鲜和陈旧性出血相混杂。如观察到黑色附着物常提示糜烂等致出血。

值得注意的是，少数 Hp 感染性胃炎可有胃体部皱襞肥厚，甚至宽度达到 5 mm以上，且在适当充气后皱襞不能展平，用活检钳将黏膜提起时，可见帐篷征，这是和恶性浸润性病变鉴别点之一。

2.病理组织学检查

萎缩的确诊依赖于病理组织学检查。萎缩的肉眼与病理之符合率仅为38%～78%，这与萎缩或肠化甚至Hp的分布都是非均匀的，或者说多灶性萎缩性胃炎的胃黏膜萎缩呈灶状分布有关。当然，只要病理活检发现有萎缩，就可诊断为萎缩性胃炎。但如果未能发现萎缩，却不能轻易排除之。如果不取足够多的标本或者内镜医师并未在病变最重部位（这也需要内镜医师的经验）活检，则势必可能遗漏病灶。反之，当在糜烂或溃疡边缘的组织活检时，即使病理发现了萎缩，却不能简单地视为萎缩性胃炎，这是因为活检组织太浅、组织包埋方向不当等因素均可影响萎缩的判断。还有，根除Hp可使胃黏膜活动性炎症消退，慢性炎症程度减轻。一些因素可影响结果的判断，如活检部位的差异；Hp感染时胃黏膜大量炎症细胞浸润，形如萎缩；但根除Hp后胃黏膜炎症细胞消退，黏膜萎缩、肠化可望恢复。然而在胃镜活检取材多少问题上，病理学家的要求与内镜医师出现了矛盾。从病理组织学观点来看，5块或更多则有利于组织学的准确判断，然而，就内镜医师而言，考虑到患者的医疗费用，主张2～3块即可。

（二）Hp检测

活组织病理学检查时可同时检测Hp，并可在内镜检查时多取1块组织做快呋塞米素酶检查以增加诊断的可靠性。其他检查Hp的方法：①胃黏膜直接涂片或组织切片，然后以Gram或Giemsa或Warthin-Starry染色（经典方法），甚至HE染色，免疫组化染色则有助于检测球形Hp。②细菌培养：为金标准；需特殊培养基和微需氧环境，培养时间3～7天，阳性率可能不高但特异性高，且可做药物敏感试验。③血清Hp抗体测定：多在流行病学调查时用。④尿素呼吸试验：是一种非侵入性诊断法，口服^{13}C或^{14}C标记的尿素后，检测患者呼气中的$^{13}CO_2$或$^{14}CO_2$量，结果准确。⑤聚合酶联反应法（PCR法）：能特异地检出不同来源标本中的Hp。

根除Hp治疗后，可在胃镜复查时重复上述检查，亦可采用非侵入性检查手段，如^{13}C或^{14}C尿素呼气试验、粪便Hp抗原检测及血清学检查。应注意，近期使用抗生素、质子泵抑制剂、铋剂等药物，因有暂时抑制Hp作用，会使上述检查（血清学检查除外）呈假阴性。

（三）X线钡剂检查

X线钡剂检查主要是很好地显示胃黏膜相的气钡双重造影。对于萎缩性胃

炎，常常可见胃皱襞相对平坦和减少。但依靠 X 线诊断慢性胃炎价值不如胃镜和病理组织学。

(四)实验室检查

1.胃酸分泌功能测定

非萎缩性胃炎胃酸分泌常正常，有时可以增高。萎缩性胃炎病变局限于胃窦时，胃酸可正常或低酸，低酸是由于泌酸细胞数量减少和 H^+ 向胃壁反弥散所致。测定基础胃液分泌量(BAO)及注射组胺或五肽胃泌素后测定最大泌酸量(MAO)和高峰泌酸量(PAO)以判断胃泌酸功能，有助于萎缩性胃炎的诊断及指导临床治疗。A 型慢性萎缩性胃炎患者多无酸或低酸，B 型慢性萎缩性胃炎患者可正常或低酸，往往在给予酸分泌刺激药后，亦不见胃液和胃酸分泌。

2.胃蛋白酶原(PG)测定

胃体黏膜萎缩时血清 PGⅠ水平及 PGⅠ/Ⅱ比例下降，严重者可伴餐后血清 G-17 水平升高；胃窦黏膜萎缩时餐后血清 G-17 水平下降，严重者可伴 PGⅠ水平及 PGⅠ/Ⅱ比例下降。然而，这主要是一种统计学上的差异。

日本学者发现无症状胃癌患者，本法 85%阳性，PGⅠ或比值降低者，推荐进一步胃镜检查，以检出伴有萎缩性胃炎的胃癌。该试剂盒用于诊断萎缩性胃炎和判断胃癌倾向在欧洲国家应用要多于我国。

3.血清胃泌素测定

如果以放射免疫法检测血清胃泌素，则正常值应低于 100 pg/mL。慢性萎缩性胃炎胃体为主者，因壁细胞分泌胃酸缺乏、反馈性地 G 细胞分泌胃泌素增多，致胃泌素中度升高。特别是当伴有恶性贫血时，该值可达 1 000 pg/mL 或更高。注意此时要与胃泌素瘤相鉴别，后者是高胃酸分泌。慢性萎缩性胃炎以胃窦为主时，空腹血清胃泌素正常或降低。

4.自身抗体

血清 PCA 和 IFA 阳性对诊断慢性胃体萎缩性胃炎有帮助，尽管血清 IFA 阳性率较低，但胃液中 IFA 的阳性，则十分有助于恶性贫血的诊断。

5.血清维生素 B_{12} 浓度和维生素 B_{12} 吸收试验

慢性胃体萎缩性胃炎时，维生素 B_{12} 缺乏，常低于 200 ng/L。维生素 B_{12} 吸收试验(Schilling 试验)能检测维生素 B_{12} 在末段回肠吸收情况且可与回盲部疾病和严重肾功能障碍相鉴别。同时服用 ^{58}Co 和 ^{57}Co(加有内因子)标记的氰钴素胶囊。此后收集 24 小时尿液。如两者排出率均>10%则正常，若尿中 ^{58}Co 排出率

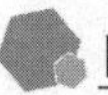

低于10%,而^{57}Co的排出率正常则常提示恶性贫血;而两者均降低的常常是回盲部疾病或者肾衰竭者。

六、诊断和鉴别诊断

(一)诊断

鉴于多数慢性胃炎患者无任何症状,或即使有症状也缺乏特异性体征,因此根据症状和体征难以做出慢性胃炎的正确诊断。慢性胃炎的确诊主要依赖于内镜检查和胃黏膜活检组织学检查,尤其是后者的诊断价值更大。

按照悉尼胃炎标准要求,完整的诊断应包括病因、部位和形态学三方面。例如,诊断为"胃窦为主慢性活动性Hp胃炎"和"NSAIDs相关性胃炎"。当胃窦和胃体炎症程度相差2级或以上时,加上"为主"修饰词,如"慢性(活动性)胃炎,胃窦显著"。当然这些诊断结论最好是在病理报告后给出,实际的临床工作中,胃镜医师可根据胃镜下表现给予初步诊断。病理诊断则主要依据新悉尼胃炎系统,如图4-1所示。

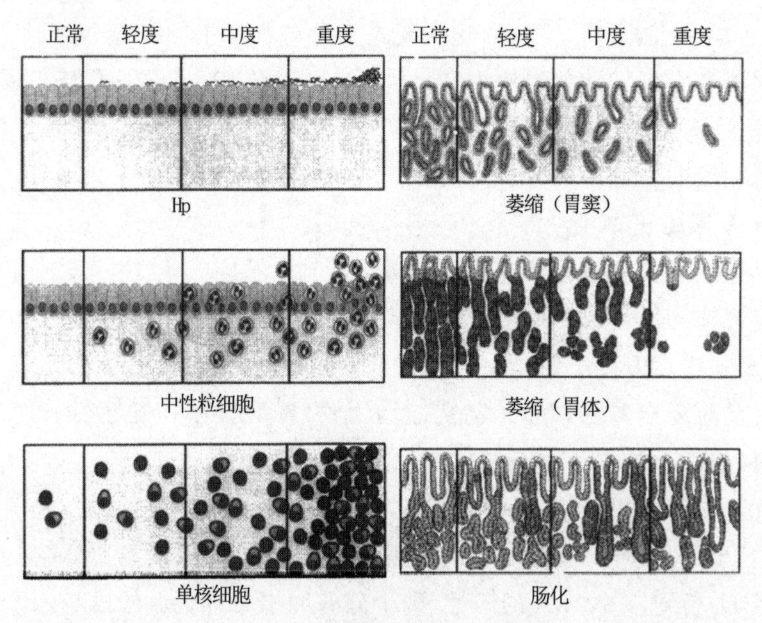

图4-1 新悉尼胃炎系统

对于自身免疫性胃炎诊断,要予以足够的重视。因为胃体活检者甚少,或者很少开展PCA和IFA的检测,诊断该病者很少。为此,如果遇到以全身衰弱和贫血为主要表现,而上消化道症状往往不明显者,应做血清胃泌素测定和/或胃液分析,异常者进一步做维生素B_{12}吸收试验,血清维生素B_{12}浓度测定可获确

诊。注意不能仅仅凭活检组织学诊断本病，特别标本数少时，这是因为 Hp 感染性胃炎后期，胃窦肠化，Hp 上移，胃体炎症变得显著，可与自身免疫性胃炎表现相重叠，但后者胃窦黏膜的变化很轻微。另外，淋巴细胞性胃炎也可出现类似情况，而其并无泌酸腺萎缩。

A 型、B 型萎缩性胃炎特点见表 4-1。

表 4-1　A 型和 B 型慢性萎缩性胃炎的鉴别

项目		A 型慢性萎缩性胃炎	B 型慢性萎缩性胃炎
部位	胃窦	正常	萎缩
	胃体	弥漫性萎缩	多然性
血清胃泌素		明显升高	不定，可以降低或不变
胃酸分泌		降低	降低或正常
自身免疫抗体（内因子抗体和壁细胞抗体）阳性率		90%	10%
恶性贫血发生率		90%	10%
可能的病因		自身免疫，遗传因素	幽门螺杆菌、化学损伤

（二）鉴别诊断

1.功能性消化不良

2006 年，“中国慢性胃炎共识意见”将消化不良症状与慢性胃炎做了对比：一方面慢性胃炎患者可有消化不良的各种症状；另一方面，一部分有消化不良症状者如果胃镜和病理检查无明显阳性发现，可能仅仅为功能性消化不良。当然，少数功能性消化不良患者可同时伴有慢性胃炎。这样在慢性胃炎与消化不良症状功能性消化不良之间形成较为错综复杂的关系。但一般说来，消化不良症状的有无和严重程度与慢性胃炎的内镜所见或组织学分级并无明显相关性。

2.早期胃癌和胃溃疡

几种疾病的症状有重叠或类似，但胃镜及病理检查可鉴别。重要的是，如遇到黏膜糜烂，尤其是隆起性糜烂，要多取活检和及时复查，以排除早期胃癌。这是因为即使是病理组织学诊断，也有一定局限性。原因主要是：①胃黏膜组织学变化易受胃镜检查前夜的食物（如某些刺激性食物加重黏膜充血）性质、被检查者近日是否吸烟、胃镜操作者手法的熟练程度、患者恶心反应等诸种因素影响。②活检是点的调查，而慢性胃炎病变程度在整个黏膜面上并非一致，要多点活检才能做出全面估计，判断治疗效果时，尽量在黏膜病变较重的区域或部位活检，如系治疗前后比较，则应在相同或相近部位活检。③病理诊断易受病理医师主观经验的影响。

3.慢性胆囊炎与胆石症

其与慢性胃炎症状十分相似,同时并存者也较多。对于中年女性诊断慢性胃炎时,要仔细询问病史,必要时行胆囊B超检查,以了解胆囊情况。

4.其他

慢性肝炎和慢性胰腺疾病等,也可出现与慢性胃炎类似症状,在详询病史后,行必要的影像学检查和特异的实验室检查。

七、治疗

慢性非萎缩性胃炎的治疗目的是缓解消化不良症状和改善胃黏膜炎症。治疗应尽可能针对病因,遵循个体化原则。消化不良症状的处理与功能性消化不良相同。无症状、Hp阴性的非萎缩性胃炎无须特殊治疗。

(一)一般治疗

慢性萎缩性胃炎患者,不论其病因如何,均应戒烟、忌酒,避免使用损害胃黏膜的药物如NSAIDs等,以及避免对胃黏膜有刺激性的食物和饮品,如过于酸、甜、咸、辛辣和过热、过冷食物,浓茶、咖啡等,饮食宜规律,少吃油炸、烟熏、腌制食物,不食腐烂变质的食物,多吃新鲜蔬菜和水果,所食食品要新鲜并富于营养,保证有足够的蛋白质、维生素(如维生素C和叶酸等)及铁质摄入,精神上乐观,生活要规律。

(二)针对病因或发病机制的治疗

1.根除Hp

慢性非萎缩性胃炎的主要症状为消化不良,其症状应归属于功能性消化不良范畴。目前,国内外均推荐对Hp阳性的功能性消化不良行根除治疗。因此,有消化不良症状的Hp阳性慢性非萎缩性胃炎患者均应根除Hp。另外,如果伴有胃黏膜糜烂,也该根除Hp。大量研究结果表明,根除Hp可使胃黏膜组织学得到改善;对预防消化性溃疡和胃癌等有重要意义;对改善或消除消化不良症状具有费用-疗效比优势。

2.保护胃黏膜

关于胃黏膜屏障功能的研究由来已久。1964年,美国密歇根大学Horace Willard Davenport博士首次提出“胃黏膜具有阻止H^+自胃腔向黏膜内扩散的屏障作用”。1975年,美国密歇根州Upjohn公司的A.Robert博士发现前列腺素可明显防止或减轻NSAIDs和应激等对胃黏膜的损伤,其效果呈剂量依赖性。

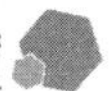

从而提出细胞保护的概念。1996 年，加拿大的 Wallace 教授较全面阐述胃黏膜屏障，根据解剖和功能将胃黏膜的防御修复分为 5 个层次——黏液-HCO_3^- 屏障、单层柱状上皮屏障、胃黏膜血流量、免疫细胞-炎症反应和修复重建因子作用等。至关重要的上皮屏障主要包括胃上皮细胞顶膜能抵御高浓度酸、胃上皮细胞之间紧密连接、胃上皮抗原呈递，免疫探及并限制潜在有害物质，并且它们大约每 72 小时完全更新一次。这说明它起着关键作用。

近年来，有关前列腺素和胃黏膜血流量等成为胃黏膜保护领域的研究热点。这与 NSAIDs 药物的广泛应用带来的不良反应日益引起学者的重视有关。美国加州大学戴维斯分校的Tarnawski教授的研究显示，前列腺素保护胃黏膜抵抗致溃疡及致坏死因素损害的机制不仅是抑制胃酸分泌。当然表皮生长因子(EGF)、成纤维生长因子(bFGF)和血管内皮生长因子(VEGF)及热休克蛋白等都是重要的黏膜保护因子，在抵御黏膜损害中起重要作用。

然而，当机体遇到有害因素强烈攻击时，仅依靠自身的防御修复能力是不够的，强化黏膜防卫能力，促进黏膜的修复是治疗胃黏膜损伤的重要环节之一。具有保护和增强胃黏膜防御功能或者防止胃黏膜屏障受到损害的一类药物统称为胃黏膜保护药，包括铝碳酸镁、硫糖铝、胶体铋剂、地诺前列酮、替普瑞酮、吉法酯、谷氨酰胺类、瑞巴派特等药物。另外，吉法酯能增加胃黏膜更新，提高细胞再生能力，增强胃黏膜对胃酸的抵抗能力，达到保护胃黏膜作用。

3.抑制胆汁反流

促动力药如多潘立酮可防止或减少胆汁反流；胃黏膜保护药，特别是有结合胆酸作用的铝碳酸镁制剂，可增强胃黏膜屏障、结合胆酸，从而减轻或消除胆汁反流所致的胃黏膜损害。考来烯胺可络合反流至胃内的胆盐，防止胆汁酸破坏胃黏膜屏障，方法为每次 3～4 g，每天 3～4 次。

(三)对症处理

消化不良症状的治疗由于临床症状与慢性非萎缩性胃炎之间并不存在明确关系，因此症状治疗事实上属于功能性消化不良的经验性治疗。慢性胃炎伴胆汁反流者可应用促动力药(如多潘立酮)和/或有结合胆酸作用的胃黏膜保护药(如铝碳酸镁制剂)。

(1)有胃黏膜糜烂和/或以反酸、上腹痛等症状为主者，可根据病情或症状严重程度选用抗酸药、H_2 受体阻滞剂或 PPI。

(2)促动力药如多潘立酮、马来酸曲美布汀、莫沙必利、盐酸伊托必利主要用于上腹饱胀、恶心或呕吐等为主要症状者。

(3)胃黏膜保护药如硫糖铝、瑞巴派特、替普瑞酮、吉法酯、依卡倍特适用于有胆汁反流、胃黏膜损害和/或症状明显者。

(4)抗抑郁药或抗焦虑治疗:可用于有明显精神因素的慢性胃炎伴消化不良症状患者,同时应予耐心解释或心理治疗。

(5)助消化治疗:对于伴有腹胀、食欲缺乏等消化不良症状而无明显上述胃灼热、反酸、上腹饥饿痛症状者,可选用含有胃酶、胰酶和肠酶等复合酶制剂治疗。

(6)其他对症治疗:包括解痉止痛、止吐、改善贫血等。

(7)对于贫血,若为缺铁,应补充铁剂。大细胞贫血者根据维生素 B_{12} 或叶酸缺乏分别给予补充。

第五章 风湿免疫科常见病

第一节 大动脉炎

大动脉炎又称高安病，是指主动脉及其分支的慢性进行性炎症引起血管不同部位的狭窄或闭塞，少数患者可出现动脉扩张或动脉瘤。大动脉炎主要累及主动脉、主动脉弓及其分支，升主动脉、腹主动脉、锁骨下动脉、肾动脉、肺动脉等，其中以头臂动脉、肾动脉、胸腹主动脉及肠系膜上动脉为好发部位。腹主动脉伴肾动脉受累者占绝大多数。本病好发于青年女性，以10～30岁起病较多，平均年龄22岁。

一、病因和发病机理

本病病因未明，一般认为与自身免疫有关，虽在某些患者可查到抗大动脉基质抗体，但迄今仍未能获得此类抗体可直接导致大动脉炎的证据。另外，本病可能与内分泌异常及遗传等亦有相关性。

二、病理和免疫病理

病变血管早期表现为血管外膜和外层的肉芽肿性炎症，逐渐发展至血管全层。可见淋巴细胞、浆细胞、巨噬细胞、组织细胞等浸润，使内外弹力层等正常血管结构破坏，最终使内膜增厚、纤维组织增生，管腔有不同程度狭窄，并常常导致血栓形成。由于中层弹力纤维及平滑肌断裂、坏死，内膜增厚纤维化，中外膜缩窄，引致动脉管腔狭窄和闭塞，在局部血流动力学的影响下病变处可形成动脉扩张，以致形成动脉瘤。

三、临床表现

本病可急性发作，表现为发热、肌痛、关节肿痛、食欲减退、厌食、体质量减轻等，部分患者呈隐匿性起病，直至血管狭窄、闭塞才出现症状。临床上根据累及血管的不同部位，分为4种类型。

(一)头臂动脉型(主动脉弓综合征)

颈动脉和椎动脉狭窄和闭塞引起头部缺血，出现头痛、眩晕、记忆力减退，咀嚼无力或疼痛，严重者可有反复晕厥，抽搐、失语、偏瘫或昏迷。锁骨下动脉受累导致上肢缺血，可出现单侧或双侧上肢无力、酸痛、麻木、发凉，甚至肌肉萎缩。少数患者可出现锁骨下动脉窃血综合征，可于上肢活动时出现一过性头晕或者晕厥。查体时可以发现颈动脉、肱动脉、桡动脉搏动减弱或消失，约半数患者于颈部或锁骨上窝可听到Ⅱ级以上收缩期血管杂音，少数伴有震颤。

(二)主动脉型或肾动脉型

病变主要在腹主动脉和肾动脉，出现肾性高血压，有头痛、头晕、心悸，下肢出现乏力、发凉、酸痛和间歇性跛行等症状，少数患者可以发生心绞痛或者心肌梗死。高血压为本病最重要的临床表现，尤以舒张压升高，舒张压升高与肾动脉狭窄程度呈正相关。约80%的患者于脐上部可闻及高调的收缩期血管杂音，单侧或双侧肾动脉狭窄可在脐一侧或两侧闻及杂音，但腹部血管杂音并非肾动脉狭窄的特异性体征，未闻及血管杂音，不能除外肾动脉狭窄的可能。上下肢收缩压差：用血压计测压时，正常的下肢动脉收缩压水平较上肢高2.7～5.3 kPa(20～40 mmHg)，如果上下肢收缩压差<2.7 kPa(20 mmHg)，则主动脉系统可能有狭窄存在。

(三)广泛型

具有上述两种类型的特征，病变广泛，部位多发，本型病情一般较重。

(四)肺动脉型

上述4种类型均可合并肺动脉受累，尚未发现单纯肺动脉受累者，患者常有肺动脉高压的表现，如心悸、气短，肺动脉瓣区可闻及收缩期杂音和肺动脉瓣第二心音亢进。

四、实验室及辅助检查

(一)实验室检查

急性期约有1/3患者出现轻度贫血、白细胞增高。CRP增快，ESR增快。血清抗主动脉抗体阳性，其阳性率可高达90%，丙种球蛋白升高。ESR和CRP是反映病情活动的重要指标。

(二)胸部X线检查

(1)心脏改变:约1/3的患者有不同程度的心脏扩大,多为轻度左心室扩大,原因是高血压引起的后负荷增加及主动脉瓣关闭不全或冠状动脉病变引起的心肌损害所致。

(2)胸主动脉改变:常为升主动脉或主动脉弓降部的膨隆、扩张,甚至瘤样扩张,降主动脉尤以中下段变细及搏动减弱,是胸降主动脉广泛狭窄的重要指征。

(三)心电图检查

约半数患者表现为左心室肥厚,高电压。少数患者有ST段改变,重者有心肌梗死改变。极少数患者出现右心室肥厚。

(四)眼底检查

可发现本病眼底特征性改变。这种特征性改变分为3期。

(1)血管扩张期,视盘发红,动静脉扩张,血管增生,但虹膜玻璃体正常。

(2)吻合期,瞳孔散大,反应消失,虹膜萎缩,视网膜动静脉吻合形成,周边血管消失。

(3)并发症期,表现为白内障,视网膜出血、剥离等。

(五)血管造影

血管造影为明确诊断的最重要检查。可见主动脉及其分支受累部位的血管管腔狭窄或狭窄后扩张,动脉瘤形成,甚至闭塞。

(六)其他

本病还可以出现肺功能异常,动脉超声示主动脉及其分支狭窄,闭塞等,结合临床,均可提示本病存在之可能。

五、诊断要点

(一)诊断线索

对于10～40岁的女性若是出现以下症状,应怀疑本病。

(1)单侧或双侧肢体出现缺血症状,伴有动脉搏动减弱或者消失,血压降低或者测不到。双上肢血压差＞1.3 kPa(10 mmHg)时应注意本病之可能。

(2)脑动脉缺血症状,单侧或者双侧颈动脉搏动减弱或者消失及颈部血管杂音者。

(3)近期发生的原因不明的高血压或顽固性高血压。伴有上腹部2级以上的无其他病因的高调血管性杂音。

(4)不明原因发热，以低热为主，伴有血管杂音，四肢脉搏有异常改变者。

(5)无脉和眼底血管改变者。

对于出现以上症状患者，应行动脉造影检查，结合临床，以明确诊断。

(二)诊断标准

采用1990年美国风湿病学会的分类标准。

(1)发病年龄不超过40岁：出现症状或体征时的年龄不足40岁。

(2)肢体间歇性跛行：活动时一个或更多肢体出现乏力、不适或症状加重，尤以上肢明显。

(3)肱动脉搏动减弱：一侧或双侧肱动脉搏动减弱。

(4)血压差>1.3 kPa(10 mmHg)：双侧上臂收缩压差>1.3 kPa(10 mmHg)。

(5)锁骨下动脉或主动脉杂音：一侧或双侧锁骨下动脉或腹主动脉闻及杂音。

(6)动脉造影异常：主动脉一级分支或大动脉狭窄或闭塞，病变常为局灶或节段性，且不是由动脉硬化、纤维肌发育不良等原因引起。

符合上述6项中的3项者可诊断本病。

(三)鉴别诊断

本病主要与先天性主动脉狭窄、动脉粥样硬化、血栓闭塞性脉管炎、白塞病、结节性多动脉炎等疾病鉴别。

1.肾动脉纤维肌性结构不良

本病好发子女性，病变多累及肾动脉远端及其分支，可呈串珠样改变，以右肾动脉受累多见，但主动脉受累少见。上腹部很少听到血管杂音。没有大动脉炎的典型临床表现。

2.动脉粥样硬化

本病见于年龄较大的患者，以男性好发，无大动脉炎的临床表现，但是血管造影可出现髂、股动脉及腹主动脉的粥样硬化的病变，可有管腔狭窄，但本病很少累及腹主动脉的分支。

3.先天性主动脉瓣狭窄

本病与大动脉炎累及胸降主动脉狭窄所致的高血压易混淆，前者多见于男性，血管杂音位置较高，限于心前区及背部，腹部听不到杂音，全身无炎症活动表现，造影可以显示病变部位狭窄。

4.血栓性闭塞性脉管炎

为周围血管慢性闭塞性病变，主要累及四肢中小动脉及静脉，下肢常见，年轻男性多见，多伴有吸烟史，临床表现为肢体缺血，剧烈疼痛及间歇性跛行，足背动脉搏动减弱或者消失，游走性表浅动脉炎，重症患者可出现下肢溃疡和坏死。本病可形成血栓造成腹主动脉及肾动脉受累而导致高血压，故需要与大动脉炎所出现的高血压鉴别，必要时可行血管造影，两者可鉴别。

5.结节性多动脉炎

病变以累及内脏中小动脉为主，如累及肾动脉可致高血压，两者需鉴别。结节性多动脉炎为系统性、坏死性血管炎，很少累及大血管。结节性多动脉炎常与乙肝病毒感染有关，肾功能损伤明显，血管造影常发现肾脏、肝脏、肠系膜及其他脏器的中小动脉有微小动脉瘤样扩张和节段性狭窄。而大动脉炎与乙肝病毒感染无明确关系，血管造影可见主动脉及其分支受累部位的血管管腔狭窄或狭窄后扩张，动脉瘤形成，甚至管腔闭塞。

六、治疗

（一）一般治疗

注意休息，对于出现血压增高的患者应注意饮食，限盐。

（二）药物治疗

1.糖皮质激素

急性活动期可用泼尼松 0.5～1 mg/(kg·d)，1 次或分次口服，病情缓解后，维持 3～4 周后逐渐减量。病情较重者静脉滴注甲泼尼龙 1 g/d，应用 3～5 天，当症状减轻，ESR 及 CRP 下降，再改为泼尼松0.5～1 mg/(kg·d)，症状控制后，逐渐减量至最低有效维持量。

2.免疫抑制剂

可选用甲氨蝶呤(MTX)每周 10～20 mg，或环磷酰胺(CTX)每周 200～400 mg 治疗，适合于糖皮质激素疗效差、病情反复活动、糖皮质激素减量的患者，或伴有明显脏器损伤的患者。也可与糖皮质激素合用，提高疗效，减少糖皮质激素的剂量及不良反应。但长期应用注意血白细胞减少、肝肾功能异常等不良反应。雷公藤多苷具有明确的抗炎及免疫抑制作用，其抗炎及免疫抑制作用与糖皮质激素作用相似，但是不良反应比糖皮质激素少，对于应用糖皮质激素效果差的患者可选用，如与糖皮质激素合用，则会提高疗效，而且有助于减少糖皮质激素的不良反应及用量。一般 30～60 mg/d，每天 3 次，长期应用注意其不良反应，如血白细胞减少，肝肾功能的异常，由于该药可以影响生殖系统，育龄期尤其是尚未生育的青年患者应谨慎，避免长期应用，一般不超过3个月。另外，硫唑嘌呤、环孢素A(CsA)等亦可选用。

3.降压药物治疗

出现高血压的患者，对于单侧肾动脉狭窄，无手术或者扩张术指征的患者在严密观察下可选用ACEI类降压药物治疗。但要注意尿蛋白及肾功能变化。

4.扩张血管及改善微循环

应用706代血浆，每天1次，2～3周为1个疗程，可使血液黏稠度下降，减低红细胞聚集，延长凝血时间。另外，亦选用川芎嗪等药物治疗。

5.抗凝治疗

本病可出现血栓形成，故可应用阿司匹林或潘生丁等药物以防止血栓形成。

(三)外科治疗

外科治疗的目的是缓解高血压，防止肾脏萎缩及肾衰竭，减少并发症。对单侧或双侧肾动脉狭窄所致的肾性高血压，可行血管重建术。肾动脉成形术：可用于治疗累及肾动脉导致肾动脉狭窄而致肾性高血压的患者。其适应证有以下几种情况。

(1)上肢舒张压＞12.7 kPa(95 mmHg)。若上肢无脉，则以下肢为主。

(2)单侧或双侧肾动脉主干及主要分支管径狭窄，而不伴有明显肾萎缩者。

(3)肾动脉狭窄远近端收缩压差＞4.0 kPa (30 mmHg)或平均压＞2.7 kPa (20 mmHg)者。

(4)患侧与健侧肾静脉肾素比值(RVRR)＞1.5，健侧肾静脉/下腔静脉肾素活性比值(RcCRR)＜1.3及健侧肾静脉-下腔静脉/下腔静脉肾素活性比值(Rc-C/C)＜0.24者。

(5)肾动脉无钙化者。患侧肾脏已明显萎缩，肾功能严重受损或肾动脉分支病变广泛者，行肾切除术。

七、预后

主要取决于并发症及高血压的程度，本病属于慢性、进行性血管病变，由于受累动脉的侧支循环非常丰富，大多数患者预后较好，可参加一般工作。据文献报道，无并发症的患者95%生存15年以上。死亡原因主要是脑出血、肾衰竭、心力衰竭、急性心肌梗死、主动脉夹层和假性动脉瘤破裂。

第二节 川 崎 病

川崎病（Kawasaki disease，KD）又称皮肤黏膜淋巴结综合征(mucocutaneous lymph node syndrome，MCLS)，是较常见的急性热性出疹性病，以全身性血管炎为主要病理改变，冠状动脉病变是最严重的危及生命的并发症，本病病因至今不明。

1967 年日本川崎富作首先报道了在 1961—1967 年日本患此病的 50 例小儿，他最初认为这是一种良性病，命名为婴儿皮肤黏膜淋巴结综合征。然而至 1970 年末，在日本有 10 例 2 岁以下的川崎病患儿，却在病情改善后死亡，因此考虑本病是否良性有待研究。1976 年 Melish 在夏威夷又报道 4 例与川崎富作提出的诊断标准相似的患儿。该病一般为自限性，死亡大多由于冠状动脉及心肌受累所致。在发达国家川崎病已取代了风湿热而成为引起小儿后天性心脏病最常见的原因。川崎病在亚洲最多，日本大约已有 140 000 例。我国 11 所医院的资料显示川崎病约为风湿病的 2 倍，显然已成为我国小儿后天性心脏病的主要病因之一，本病与成年人的冠心病、心肌梗死的发生也有一定关系，故已引起临床高度关注。

一、流行病学

川崎病在世界各地，如瑞典、荷兰、美国、加拿大、英国、韩国、希腊、澳大利亚、新加坡等都有发病，可见于各个民族，但以亚裔最多，比如川崎病在美国 5 岁以下平均发病率非亚裔约10/10 万人，在日本则为 95/10 万人。有时呈地方性流行。虽然从 20 天的新生儿到年长儿及成人均可患病，但多见于年幼儿童，80%在 4 岁以下，男女之比为(1.3～1.5)∶1。

日本发病高峰年龄为 6～11 个月，不足 3 个月者少见。日本自 1970 年以来每 2 年做 1 次川崎病的全国性调查，自 1987 年以来大约每年有 5 500 例，1982 年及 1986 年，日本有两次大规模的流行，诊断的病例分别为 15 000 及 12 000。在非流行年发病常在冬季、早春，并无明显的季节性，流行时波浪式的传播很像麻疹、流行性感冒。

美国流行情形与上述相似，但高峰年龄较长，为 18～24 个月。美国于 1978 年在夏威夷，1979—1980 年在罗切斯特、纽约、麻省中东部，1983 年在马里兰，1984—

1985 年美国 10 个地区都有过川崎病暴发。在美国川崎病患者常见于中等或上层经济地位的家庭中。

我国自 1978 年以来京、沪、杭、蓉、台湾等地报道少数病例，1989 年有 220 例综合报告，1983－1986 年全国主要儿童医院及医学院附属医院信访住院 965 例，1987－1991 年第二次调查住院病例增至 1 969 例，并有每年增加之趋势，我国川崎病 4 岁以内占 78.1%，男∶女为 1.6∶1。

二、病因

川崎病的病因不明，可能与微生物、非感染因素、遗传、环境污染、化学物品、药物及宠物等多种因素有关。

鉴于该病为急性自限性疾病，有时呈季节性发病，区域内流行；幼儿易患川崎病，罕见于年长儿及成年人，很小的婴儿也少患此病，可能因幼儿对某种病原免疫力低，年长儿及成年人已获得自然免疫力，而很小的婴儿由母体获得被动免疫抗体之故。以上现象提示本病与感染或有关系。然而川崎病很少发生在同一个学校、日托班或家族中，似乎不像人与人之间传播。总之，至今尚未能明确何种感染因子，以何种传播方式引起川崎病。有报道川崎病患者外周血中活化的 T 细胞、B 细胞、单核-巨噬细胞增多；血清中 TNF-α、IL-6、可溶性 IL-2 受体，γ-干扰素及 IL-1 水平增高。这些表现符合超抗原所致疾病的特点。研究发现，与正常对照相比，急性期川崎病患者带有 $TCRBV2^+$ (T cell receptor variable regions V beta2) 的 T 细胞选择性扩增，带有 $TCRBV8^+$ 的 T 细胞轻度增多，恢复期两者的比例转为正常。这种选择性的扩增 $TCRBV2^+$ T 细胞与葡萄球菌毒素休克综合征患者的 T 细胞变化相似，两者的临床表现也有相似之处。但其他研究者不能证实 T 细胞库有确定的异常。近期对急性期死亡的 1 例川崎病患者的血管壁渗出物及心肌研究发现，血管壁内有 T 辅助细胞、单核细胞与吞噬细胞。另有 15 例的血管壁内有很多产生 IgA 的细胞，故认为病原体由呼吸道或消化道进入体内并引发免疫反应，可能与本病发病有关。日本人及日裔美国人川崎病发病率较高，这提示遗传因素可能起一定作用。有研究报道 HLA Ⅱ 类抗原如 HLA-DR 抗原的表达与川崎病的发生有关，但也有研究认为川崎病无明显的遗传相关性。某些非感染因素如去污剂、汞和螨也可能与本病有关。

三、病理

川崎病的主要病理改变为全身性血管炎，尤其是冠状动脉病变，包括冠状动脉瘤。急性期可有中等动脉（如冠状动脉、肾叶间动脉等）的血管炎。血管炎以

急性炎症为特征，可持续 7 周左右，不一定伴有纤维素样坏死。血管炎的病程可分为 4 期：第一期为起病最初 2 周内，微血管（小动脉、毛细血管、小静脉）、动脉及静脉有血管周围炎，继而累及大中等动脉的内膜、外膜和血管周围，呈现水肿，白细胞与淋巴细胞浸润。第二期大约在病后第 2 周开始，约持续 2 周，它以微血管的炎症减轻为特征，在中等动脉尤其是冠状动脉发生动脉瘤和狭窄，有水肿、单核细胞浸润、毛细血管增多、肉芽肿形成。第三期为起病后第4～7 周，微血管的炎症与中等动脉内肉芽肿形成都进一步减轻。7～8 周后就进入第四期，在这一期中等动脉瘢痕形成、内膜增厚，有动脉瘤和狭窄。心脏和髂动脉等大中动脉的血管炎更为常见，有时在其他动脉，如肠系膜及肾动脉可见动脉瘤。血管炎也可见于心脏、皮肤、肾脏和舌部的动静脉。心肌炎、心内膜炎、胆管炎、胰腺炎、涎腺炎、脑膜炎和淋巴腺炎也可见到。

四、临床表现

（一）主要临床表现

川崎病是一个急性发热性疾病，临床上可分为急性期、亚急性期和恢复期，常为自限性。①急性发热期：常持续 1～2 周，其特点为发热，结膜感染，口腔黏膜红斑，手足红肿，发疹，颈淋巴结肿大，无菌性脑膜炎，腹泻，肝功能异常。此期可有心肌炎心包积液、冠状动脉炎。②亚急性期：发热起始 1～2 周后，皮疹及淋巴结肿渐消退，可有烦躁不安、厌食或黏膜感染。本期的特征为脱皮、血小板增多。冠状动脉瘤破裂猝死常在此期发生。③恢复期：在起病后的 6～8 周，所有临床症状消失，直至红细胞沉降率恢复正常。

川崎病以突然发热起病，有时有感冒样前驱症状，有时无任何前驱症状。通常为弛张热或稽留热，可高达 39 ℃以上。若不治疗常可持续 1～2 周，甚至 3～4 周，若用阿司匹林及静脉丙种球蛋白治疗，1～2 天常可退热。应用抗生素对发热无明显影响。一般在发热后 2～4 天内出现双侧结膜、特别是球结膜充血，一般无渗出。裂隙灯检查可发现有葡萄膜炎。轻者可持续 1～2 周，经过治疗大部分 1 周内很快消退。口腔黏膜及唇的改变出现在病后 2～5 天。表现为唇干、唇红、唇裂，有的有出血和结痂。口腔和咽部黏膜弥散性变红，但没有水疱、溃疡和假膜形成。可有草莓舌。口腔黏膜病变约在 2 周内消退，但唇红常持续数周。在其他主要症状出现的同时，手掌和足底变红肿胀，婴儿及儿童常因手足部疼痛而拒绝抓物或不愿称体质量。热退后该症状亦随之消退。起病后 10～15 天，可见指、趾甲周围脱皮，有时可延伸至腕部。起病1 个月后可见指、趾甲上有横沟

(Beau 线)。皮肤红斑多见于躯干和四肢近端,也可以是全身性的,常在发热 1~5 天内出现,热退后消退。红斑可呈麻疹样、荨麻疹样、猩红热样或多形性红斑样,没有丘疹或水疱。肢体的伸侧偶然可见小脓疱,在用尿布和会上厕所的患儿中腹股沟的红斑与脱皮都比较常见。这种红斑与脱皮比甲周脱皮出现的早。颈淋巴结肿大见于 50%~75%的患者,常在发病前 1 天或与发病同时出现。淋巴结质硬,直径常超过 1.5 cm,疼痛明显,但无波动亦无化脓,对抗生素治疗无反应。

(二)心血管系统的表现

心脏受累为本病的主要特点。在急性期 80%以上患者有心肌炎症状。心肌炎可在第 1 周出现,表现为心脏杂音、奔马律、心音遥远,心电图检查显示 P-R 间期延长,ST-T 改变,R 波电压低,胸部 X 线片显示心脏增大,可能由心肌炎和/或心包炎所致。急性期末心肌心包炎可引起心包渗出,心包渗液一般较少,可自行消散,很少引起心脏压塞。在急性期由于心肌病变可出现充血性心力衰竭,在亚急性期心力衰竭多由心肌缺血和心肌梗死所致。心瓣膜炎少见,受累瓣膜主要是二尖瓣。20%~25%未经治疗的患者可出现冠状动脉异常病变,发热伊始用二维超声诊断即可测得冠状动脉弥漫性扩张,患病第 1 周末可测得冠状动脉瘤形成,后者通常在 3~4 周时达高峰。动脉瘤内径<5 mm 被称为小动脉瘤,内径为 5~8 mm 者被称为中动脉瘤,>8 mm 者被称为大动脉瘤。急性期动脉炎缓解后一般动脉壁无慢性炎症。小动脉瘤可能消退,大中动脉瘤可持续不变甚至发生狭窄,致心肌缺血。在儿童心肌梗死比成人多见,可发生于睡眠或休息时,主要症状有休克、呕吐、不安,年长儿常有腹痛、胸痛。川崎病的心肌梗死有典型的心电图改变与心肌酶谱异常。发生冠心病的预测因素有以下几点,应引起临床医师注意:1 岁以下,男性,发热超过16 天,热退 48 小时后又复发热,有一度房室传导阻滞,心律失常,心脏大,血小板低,血细胞比容及血浆清蛋白偏低等。

川崎病血管炎也可累及冠状动脉以外的中等动脉,未经治疗的病例中约 2%可能发生全身性血管炎,较常受累的动脉有肾、卵巢、附睾、肠系膜、胰腺、髂部、肝、脾及腋动脉。这些病例一般都有冠状动脉瘤。

(三)其他临床表现

急性期胃肠并发症包括腹痛、呕吐和腹泻、胆囊水肿、轻度黄疸。有时可有麻痹性肠梗阻和轻度转氨酶增加。

在急性期婴儿常有比其他热性病更为突出的烦躁不安，约 1/4 有无菌性脑膜炎，脑脊液白细胞每毫升 25～100 个，以淋巴细胞为主，糖正常，蛋白稍高。此外，尚有耳鼓膜充血、眼色素膜炎。在亚急性期虽然发热、皮疹、淋巴结病已消退，但结膜充血、烦躁不安和厌食仍持续存在。神经并发症有面神经轻瘫、癫痫发作、共济失调、偏瘫等。

关节炎和关节痛约占 1/3，急性期多为小关节受累，负重的大关节受累多在病后第 2～3 周。一般持续 2 周，也可长达 3 个月。早发的关节炎滑膜液中的白细胞以中性粒细胞为主，晚发者滑膜液中白细胞较少。其他肌肉骨骼系统表现尚有骶髂关节炎、肌炎和无菌性股骨头坏死。

泌尿系统异常有尿道炎伴无菌性脓尿、阴茎异常搏起、睾丸-附睾炎、膀胱炎、前列腺炎、急性肾衰竭、间质性肾炎和肾病综合征。肺炎的临床症状多不明显，但 X 线检查可见肺炎改变。

(四)少见的临床表现

末梢坏疽是少见又严重的并发症。由于末梢缺血所致，多在川崎病起病之初发生，多见于7 个月以内年幼的非亚裔患儿，常伴巨型冠状动脉瘤或有末梢动脉瘤(特别是腋动脉)，虽然可用水杨酸类、静脉输入丙种球蛋白、前列腺素 E 或交感神经阻滞药及溶栓抗凝治疗，仍有相当一部分病例需截指(趾)，甚或截肢。

五、实验室及辅助检查

由于川崎病的病因不明，尚缺乏特异的检查方法。现将可供诊断参考的检查项目分述如下：典型病例急性期白细胞增高，核左移，偶有白细胞减少；可见轻度正细胞贫血，如发热期延长及发展为冠心病者贫血较重；起病 1 周内一般血小板正常，第 2～3 周时血小板增高，可超过 $1\,000\times10^{9}$/L，严重的冠心病和心肌梗死也可有血小板计数减少。C 反应蛋白增高，红细胞沉降率增快可持续 4～6 周。病初有 2/3 可出现间歇性无菌性脓尿。抗核抗体及类风湿因子皆为阴性。急性期约一半患者有心电图异常，表现为 P-R 间期延长，左心室肥厚，异常 Q 波，室性心律失常，非特异性 ST-T 改变。二维超声可用来检查心室和瓣膜的功能，冠状动脉血管情况及是否有心包积液。

六、诊断

川崎病的诊断标准：①发热至少 5 天(如有其他典型症状出现，有经验的医师也可在发热 5 天前诊断)，抗生素治疗无效。②符合以下临床标准 5 项中之 4 项：双侧结膜充血，但不伴有渗出；口腔黏膜改变如红斑、干燥、唇裂、咽部充血、草莓舌；手与足的改变：急性期红肿，亚急性期指甲周围脱皮；主要在躯干出现的皮疹、丘疹、多形性红斑、猩红热样疹；颈淋巴结肿大，单个结节直径常>1.5 cm。③不能以其他疾病过程来解释。如果患者原因不明的发热5天以上，且满足5条临床标准中的4条，则可诊为川崎病。若患者有超声波或动脉造影证实的冠状动脉血管异常，并有发热，满足临床标准5条中的3条亦可诊为川崎病。

七、鉴别诊断

常须与川崎病鉴别的疾病有以下几种。

(一)麻疹

一般在发热第4天发疹，常始于面部耳后，可有融合。出疹同时发热、卡他症状及咳嗽加重，皮疹消退后留有浅褐色色素沉着，口腔黏膜有Koplik斑。川崎病之皮疹在躯干四肢为著，典型者会阴皮疹明显，疹退无色素沉着，两病皆可有手足肿，血白细胞、红细胞沉降率在川崎病时增高，麻疹无并发症时血白细胞低。

(二)中毒性休克综合征

本病伴有低血压。而川崎病引起心源性休克血压降低是罕见的。某些感染，如葡萄球菌感染伴有中毒性休克时血清肌酐磷酸激酶升高，而川崎病则无。

(三)猩红热

本病有发热、皮疹，为A族链球菌感染，咽喉炎很重，对青霉素敏感，用药后24～48小时常可见体温下降，而川崎病用抗生素无效。

(四)婴儿型结节性动脉炎

与川崎病有诸多相似之处，但川崎病病程短，预后相对较好，有手足受累，两病相互关系待研究。

八、治疗

(一)急性期与亚急性期的治疗

川崎病尚无特效疗法，主要为对症治疗。阿司匹林和大剂量丙种球蛋白静脉注射在起病7～10天内尽早开始治疗可获得较为满意的疗效。

阿司匹林的主要作用是抑制环氧化酶，使前列腺素生成受抑制，阻断血小板产生血栓素A_2，防止血小板聚集，血栓形成，有抗炎及抗凝作用。阿司匹林在急

性期总量80～100 mg/(kg·d)[日本的用量较少，为30～50 mg/(kg·d)]，分为每6小时1次口服。病后第14天左右，热退可减量至3～5 mg/(kg·d)，每天1次口服。川崎病急性期，阿司匹林的吸收减少，清除增高，故一般无须测定血药浓度。阿司匹林能使发热及其他症状缓解。其不良反应有转氨酶升高，胃炎，暂时失声，罕见的瑞氏综合征。低清蛋白血症时上述不良反应更易出现。

1984年Furusho等首先报道静脉注射免疫球蛋白可减低冠状动脉瘤的发生。美国国立卫生研究院做了7个中心系列研究，肯定了静脉注射免疫球蛋白的疗效。提出川崎病病初的10天内应一次性予静脉注射丙种球蛋白2 g/kg，在10～12小时内静脉滴注，并合用阿司匹林80～100 mg/(kg·d)。阿司匹林用法如上述。该疗法与单用阿司匹林相比，缩短了发热病程，急性期反应物迅速恢复正常。疾病确诊较晚而仍有发热，有炎症进展表现或者已有冠状动脉扩张都是应用静脉注射免疫球蛋白的适应证。约10%的患者用静脉注射免疫球蛋白后48小时可仍有发热，鉴于发热时期长是严重冠状血管病的高危因素，故有主张可重复静脉用丙种球蛋白(IVIg)。对第二次用静脉注射免疫球蛋白后仍有发热的少数患者，个别报道可用激素冲击治疗，然而日本早有激素可使川崎病之冠状血管病加重的报道。以往用丙种球蛋白400 mg/(kg·d)在2～4小时内静脉滴注，共用4天，近来认为丙种球蛋白2 g/kg，在10～12小时内静脉滴注，仅用1次，疗效优于前者。静脉注射丙种球蛋白治疗的机制为阻断免疫反应之血管损伤，提供了特异抗体和抗毒素。静脉注射丙种球蛋白可使急性期的血管炎的威胁减轻，也有一定远期效果。可改善心肌功能，改善川崎病可能并发的高脂血症。1984年以前20%的川崎病患儿预期会发生冠状动脉瘤，2%死于此病。静脉注射丙种球蛋白可使冠状动脉病变由20%～25%减少到2%～4%。静脉注射免疫球蛋白的价格昂贵，但不良反应一般较轻微，偶有发热、头疼与皮疹，也有报道发生无菌性脑膜炎、溶血及弥散性血管内凝血，可能因为免疫球蛋白内有抗体存在。

在未用静脉注射丙种球蛋白的时代曾用血浆置换治疗，该治疗不会使病情加重，但技术复杂，对严重的且其他药物治疗无效的病例可考虑作为抢救治疗的一种方法。

近年还有报道用己酮可可碱与皮质激素作为川崎病的辅助治疗或抢救治疗，但临床疗效有待于进一步研究。

有报道TNF-α阻滞药在本病的治疗中有效，但仍需随机对照临床试验进一步验证。

(二)急性期以后的治疗

如果病程达到6～8周时,红细胞沉降率与心电图均正常且无并发症者,可停阿司匹林。有冠状动脉扩张和动脉瘤形成应继续用阿司匹林,或加双嘧达莫1 mg/(kg・d)。有小的和中等大小的冠状动脉瘤需长期用阿司匹林,直至冠状动脉病变消退。一般不用限制活动,但不要做比赛等剧烈活动。若是未经免疫过的川崎病患儿长期用阿司匹林又接触水痘应及时停用阿司匹林。IVIg后6～11个月应避免用胃肠道外的活病毒疫苗(麻疹、风疹、腮腺炎、水痘疫苗),因为特异的病毒抗体可以干扰疫苗的免疫反应。对血栓高危患者可将阿司匹林暂时改为其他抗血小板药如双嘧达莫2～6 mg/(kg・d),分3次服。对大的冠状动脉瘤可酌情用诸如华法林等抗凝剂。如有冠状动脉阻塞应做血管造影等,必要时做旁路移植手术。在日本有报道168例川崎病用动脉移植片或静脉移植片做了旁路移植手术,85个月后开放率分别为77%及46%。已有少数川崎病患者做过心脏移植。

九、预后

由于及时诊断,合理治疗,川崎病预后良好,即使有冠状动脉受累,经随诊治疗,大部分病情经过良好。日本20世纪70年代报道川崎病死亡率为1%～2%。此后由于治疗得当死亡率已降至0.08%。各国各地对川崎病死亡率的报道不完全一致,如奥克兰为6%、瑞典为2%、不列颠群岛为3.7%。突然死亡往往发生于临床症状改善后起病第3～4周内,也有报道为2～12周。死亡主要是冠状动脉瘤部位的冠状血管栓塞,引起大面积心肌梗死所致。在一组随诊10～21年的病例中,1.9%有冠状动脉瘤致狭窄,有1.2%的患者需要做冠状动脉旁路移植手术。由于川崎病后遗症致缺血性冠心病的青年人病例也有报道。由于自认识本病至今仅有十余年,故川崎病急性期血脂异常是否长期持续存在尚不完全清楚,儿童期患川崎病是否增加成年人动脉硬化的危险也有待研究。因此即使无冠状动脉受累,对川崎病也应定期随访,建议一般在病后1～2年内,每3～6个月复查1次,2年后每年复查1次。

 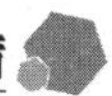

第三节 结节性脂膜炎

结节性脂膜炎是一种原发于脂肪小叶的自身免疫性疾病，本病临床少见，可发生于任何年龄，但以30～60岁女性多见，男女比例约为 1 ∶ 2.5。1892 年，Pfeifer 首次报道本病，1925 年，Weber 进一步描述它的临床特征，以复发性非化脓性结节性脂膜炎报道 1 例，1928 年，Christian 强调了本病有发热的表现，又以发热性复发性非化脓性脂膜炎报道相似病例，故后人命名本病为韦伯病。近年来国内简称本病为结节性脂膜炎，因发病原因不明又称为特发性结节性脂膜炎（或特发性小叶性脂膜炎）。本病发病情况不详，由于和其他类型的脂膜炎临床表现相似，病理诊断结果有时模棱两可，给流行病学调查带来一定困难，迄今国内外尚无有关发病率的报告。系统性红斑狼疮、皮肌炎、硬皮病、各种感染和血管炎等也可引起脂膜炎改变，临床诊断时需与原发性脂膜炎相鉴别。

一、病史

本病以成批出现的痛性皮下结节为主要特征，但由于大多数患者伴随发热，并有部分患者可出现明显的内脏受损，甚至为首发表现，因此，对病史的询问必须完整，包括与常见脏器原发病的鉴别诊断。

（一）发热

为本病常见的临床表现，应询问热型，有无伴随畏寒、寒战，有无关节肌肉酸痛，对抗生素治疗的反应等。结节性脂膜炎的发热可为低热、不规则热或高热。典型患者的发热常与皮疹出现相平行，皮疹出现后热度渐上升，体温可达 40 ℃以上，呈弛张热型，持续 1～2 周后渐下降。可伴有乏力、食欲减退、关节肌肉酸痛等。

（二）皮下结节

发生痛性皮下结节为本病特征性的临床表现，应认真询问皮疹何时开始、单发还是多发、发生部位、持续时间及有无疼痛等。本病皮下结节成批出现，经数周或数月后可自行消退，每批皮下结节新发时常伴有高热。

（三）系统性症状

本病可累及内脏的脂肪组织而造成相应脏器受损的临床症状，内脏损害可出现在皮损发生的同时、或在皮损发生以后一段时间。肝脏受累常见，表现为肝大、黄疸和肝功能异常；小肠受累时可出现腹痛、腹胀、脂肪泻甚至肠穿孔；肠系膜、大网膜和腹膜后脂肪组织受累时可出现上腹痛及包块；心肌、心包、肺均可受累而产生相应的系统性症状，甚至造成器官功能衰竭；骨髓受累明显时可有全血细胞减少。少数病例在皮下结节出现前可有系统性症状，应认真进行询问，并注意与原发的脏器疾病鉴别。

二、查体要点

(一)皮肤检查

皮下结节常呈对称性分布，多见于臀部和下肢，也可出现于前臂、躯干、甚至面部。结节大小为1～2 cm，也可大到 10 cm 以上，有触痛和自觉痛，受损局部皮肤可出现红斑和水肿，消退处皮肤凹陷并留有色素沉着。少数患者的皮下结节可发生液化坏死，称为液化性脂膜炎，其损害主要发生在股部和下腹部，受损局部皮肤破溃，流出黄色油状液体似化脓样改变，但镜检及细菌培养阴性。

(二)全身体检

累及内脏的脂肪组织可造成多部位的损害，应对全身各系统认真进行检查，特别注意有无肝大、脾大、黄疸、腹部包块等。

三、辅助检查

(一)实验室检查

本病实验室检查无明显特异性改变，常规检查包括全血细胞计数、肝功能、肾功能、血电解质等，用以评估有无系统性损害。患者可有贫血、白细胞计数增多或减少、红细胞沉降率增快，以及相应脏器受损时的血液生化指标异常。免疫学异常主要表现为循环免疫复合物阳性，低补体血症，而抗核抗体、类风湿因子通常阴性。血、尿淀粉酶和脂肪酶正常有助于本病与胰腺性脂膜炎的鉴别。

(二)病理检查

脂膜即皮下脂肪层，由脂肪细胞和纤维结缔组织及血管、淋巴管、神经等组成。脂肪细胞被纤维结缔组织分隔成脂肪小叶，在脂肪小叶间隔中分布着血管、淋巴管和神经组织。病理检查是诊断结节性脂膜炎的主要依据。结节性脂膜炎早期的病理改变为脂肪细胞变性、坏死，间隔中炎症细胞浸润及血管炎性改变；后期由于吞噬脂肪颗粒的巨噬细胞和成纤维细胞增多及血管增生性改变，形成特有的脂质肉芽肿，致使皮肤呈结节性改变；最后皮下脂肪萎缩、纤维组织增生，

并可有钙盐在皮损局部沉着。

根据病理学的变化可分为 3 期:第一期为急性炎症期,有脂肪细胞的变性伴中性粒细胞、淋巴细胞和单核巨噬细胞浸润;第二期为巨噬细胞期,特点为大量组织细胞吞噬溶解的脂肪滴形成泡沫细胞和嗜脂性巨噬细胞,此为诊断本病的特异性改变;第三期为纤维组织增生期,此期泡沫细胞减少、成纤维细胞增生,最后由于大量胶原纤维生成而致纤维化。

(三)其他检查

常规检查心电图、胸部 X 线摄片、腹部超声检查,并根据患者主诉的系统症状给以进一步检查,如腹部 CT 检查以发现腹部包块、心脏超声检查有无心包积液和心肌情况、血常规检验示全血细胞减少时应做骨髓检查等。

四、诊断标准

本病诊断主要依靠临床特征性皮下结节表现及其组织病理改变。当临床表现为反复成批出现的皮下结节并有自觉疼痛和显著触痛,大多数发作时伴有发热症状时,应及时做皮下结节活检,结合组织病理学第二期改变所出现的特征性泡沫细胞即可确诊。

五、诊断流程

诊断流程见图 5-1。

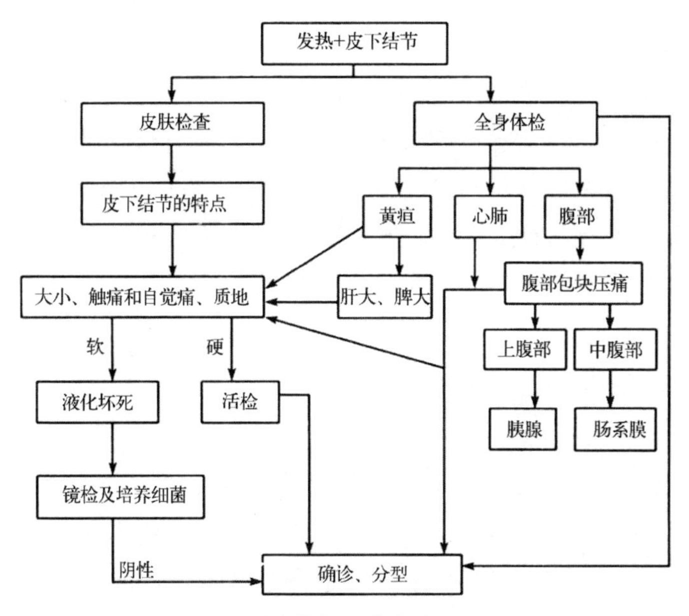

图 5-1 结节性脂膜炎诊断流程

六、鉴别诊断

由于皮下脂肪组织炎症的发生是一个动态的过程，在疾病不同的发展阶段可有不同的组织病理改变，因此活检的时间和部位均会影响显微结构上的变化，而造成病理诊断的困难。临床上常需要与以下几种疾病进行鉴别诊断。

(一)结节性红斑

本病多为钱币大小或更大的皮下结节，好发于小腿伸侧，呈对称性分布，压痛明显，一般不破溃，3～4 周后可自行消退。本病好发于春秋季，全身症状轻微，部分患者可有低热或中等度发热，病前常有呼吸道感染诱因，一般无内脏损害。组织病理表现为脂肪间隔性脂膜炎伴有小血管炎性细胞浸润、内膜增生和管腔闭塞。结节性红斑也可为其他自身免疫性疾病(如贝赫切特病、结节病等)的皮肤表现，应注意基础病的检查。

(二)硬红斑

本病按病理特点分 Bazin 型和 Whitfield 型。Bazin 型为皮肤结核性肉芽肿，皮损主要发生在小腿屈侧中下部，初为豌豆大小的硬结节，疼痛较轻，以后可融合破溃，皮肤破溃后会形成难以愈合的溃疡，组织病理学可见由朗格汉斯巨细胞、上皮细胞及淋巴细胞组成的结核性肉芽肿及干酪样坏死。Whitfield 型硬红斑好发于中年妇女，常发生在有下肢血管病变如深静脉血栓的患者，组织病理为脂肪小叶脂膜炎伴血管炎。

(三)结节性多动脉炎

在结节性多动脉炎中有少数病例具有结节性多动脉炎典型的皮肤表现，而缺乏系统性症状，称皮肤型结节性多动脉炎。皮肤型结节性多动脉炎可表现为成批出现的触痛性皮下结节，主要分布在下肢，大的结节可坏死、甚至发生痛性溃疡。病理组织学显示典型的坏死性血管炎改变，并有中小动脉的堵塞、动脉瘤形成，此为结节性多动脉炎的特点。

(四)组织细胞吞噬性脂膜炎

本病是一种以脂膜炎为特征的系统性疾病，一般病情危重，呈进行性加剧。临床表现有发热、肝大、脾大、肝功能异常和全血细胞减少，特别突出的是出血倾向明显，患者可因血小板计数减少、血管内凝血和肝功能衰竭造成致死性出血。组织病理学改变为骨髓、淋巴结、肝、脾、浆膜组织和皮下脂肪中出现大量组织细胞，可见吞噬各种血细胞及碎片的“豆袋状”组织细胞。

(五)皮下脂质肉芽肿病

本病少见,主要发生于儿童,临床基本表现为皮肤结节或斑块,无发热及其他全身症状。结节可散在分布于面部、躯干和四肢,以大腿伸侧常见。皮肤结节常持续数月至一年渐消退,不留有皮肤局部萎缩和凹陷,少数病例结节可持续数年,本病有自愈倾向。

(六)其他疾病

部分皮肤型淋巴瘤的表现与结节性脂膜炎有系统性损害时极其相似,如皮下脂膜样 T 细胞淋巴瘤,可表现为高热、肝脾大、全血细胞减少及出血倾向,但组织病理学改变除脂肪组织中有反应性吞噬性组织细胞外,可见大量淋巴瘤细胞浸润;恶性组织细胞病的皮肤型与系统型结节性脂膜炎的全身表现相似,但病情更为凶险,预后极差,皮肤及皮下结节活检可鉴别。此外,类固醇激素后脂膜炎、胰腺炎或胰腺癌所发生的皮下结节性脂肪坏死症、外伤或异物所致的皮下脂肪坏死及麻风等,均有明显的诱因和基础疾病,不难鉴别。

七、治疗措施

(一)一般治疗

细菌感染、某些食物和药物可为发病诱因,与个体变态反应有关。在一般治疗中应注意寻找可能的致病原因,经验性地应用抗生素,注意发热等全身症状的处理,注意水、电解质平衡的处理及支持治疗等。

(二)药物治疗

(1)在急性炎症期或有高热时首选糖皮质激素,如泼尼松 40～60 mg/d,并可选用吲哚美辛、阿司匹林或其他非甾体抗炎药(NSAIDs)。糖皮质激素可使体温下降、结节消失,当症状缓解后 2 周可逐渐减量,在减量或停药后部分患者症状可再加重,应注意小剂量维持用药。

(2)对系统型患者,特别是重型病例,可同时选用免疫抑制剂。常用的免疫抑制剂有:硫唑嘌呤50～100 mg/d,口服;环磷酰胺(CTX)2～3 mg/(kg·d),口服,或 0.5～1 g/次、每 2～4 周静脉滴注 1 次;环孢素 2.5～5 mg/(kg·d),分 2～3 次口服;霉酚酸酯 2 g/d,分 2～3 次口服等。

(3)其他抗炎免疫抑制药,如羟氯喹 200～400 mg/d,每天 1 次或分 2 次口服,连续数周后可减半量;沙利度胺 100～300 mg/d,从小剂量开始逐渐加大剂量,晚上或餐后至少 1 小时服用;此外,还可用植物药如雷公藤多苷等。

(4)辅助治疗如纤维蛋白溶解药、肝素、透明质酸酶、饱和碘化钾溶液、四环素(可能有抗脂肪酶活性作用)等也有益于本病。

八、预后评估

本病预后视病变受累范围而不同,只有皮损者常多年缓解与恶化交替出现,当内脏损害广泛时可出现多脏器功能衰竭,患者预后很差。常见的死亡原因为循环衰竭、大出血、败血症和肾衰竭。

第四节　银屑病关节炎

银屑病关节炎(psoriatic arthritis,PsA)又名牛皮癣关节炎或关节病型银屑病,是一种与银屑病相关的炎性关节病。1818 年法国医师 Alibert 首次描述本病,Bazin 于 1860 年提出“银屑病关节炎”病名,直到 1965 年才将本病完全从类风湿关节炎中区分出来,并作为一个独立的临床疾病。由于本病与强直性脊柱炎、炎性肠病性关节炎、赖特综合征均有骶髂关节炎和/或脊柱炎,且与 HLA-B27 有关,故又统称为血清阴性脊柱关节病。

银屑病在欧美国家的患病率为 1%～3%。我国银屑病患病率为 1.23%。关节炎在银屑病患者中的患病率高达 7%～42%。男女比例大致相等,平均发病年龄为 32～45 岁。

一、病因、发病机制及病理

银屑病的病因病机未明确,可能与免疫、遗传及环境因素等有关。

(一)病因和发病机制

1.遗传因素

支持遗传因子参与发病的证据来自单卵双胞胎同患银屑病的频率增高及银屑病或银屑病关节炎患者有家族聚集的现象。英国的一份报告提示 88 例银屑病关节炎患者第一级亲属的 10%和第二级亲属的 1%患有肯定的银屑病关节炎,而 88 名配偶的家系中无 1 例银屑病关节炎患者。

2.免疫异常

银屑病患者的免疫紊乱包括血清 IgG 和 IgA 增高,出现 IgG 型类风湿因子

及出现免疫复合物。调查表明 HLA-B13，HLA-B17，HLA-B38 或 HIA-B37 频率在银屑病关节炎和无并发症的银屑病均增加。最近的研究发现 HLA-CW6 在银屑病关节炎患者的频率明显高于对照组，而且和银屑病发病年龄较早有关。此外，有人发现在银屑病患者角质层内存在抗角质层的自身抗体，也提示免疫参与了银屑病关节炎的发病。

3.环境因素

环境因素包括感染因子和物理损伤。在易感的银屑病个体，抗原性细菌细胞壁产物可激发关节炎。链球菌和皮肤成分之间的分子模拟可能使易感个体中直接针对链球菌的T细胞克隆启动，导致银屑病的发病。另外，如碰伤、注射、虫咬等外伤是部分患者的发病诱因和加重因素，物理刺激如寒冷、潮湿、干燥、食用辛辣刺激之品也可诱发银屑病。

(二)病理

银屑病关节炎的基本病变为滑膜炎。表现为滑膜绒毛增生，淋巴细胞浸润、成纤维细胞增生、水肿及血管壁坏死。血管损伤为突出特点，包括内皮细胞肿胀、血管壁增厚及炎性细胞浸润。受累的指间关节早期病变为滑膜增厚及肿胀，稍后为纤维性反应，绒毛形成及炎性细胞浸润。远端指间关节的晚期病变为关节破坏，骨吸收及在肌腱附着处的骨质增生，该病理基础形成X线下的杯中铅笔征象。

二、临床表现

多数患者银屑病发生于关节炎之前，但约15%的患者关节炎发生在银屑病之前。约2/3的患者起病缓慢，1/3的患者呈急性发作。根据所累及关节的特征不同，将银屑病关节炎分为五种关节炎类型。

(一)关节病变的类型

1.非对称性少关节炎型

此型只累及2～3个关节，如手和足的远端或近端指(趾)关节、膝、踝、髋、腕关节等，常伴发腱鞘炎症，使累及的手足指(趾)呈腊肠指(趾)。

2.脊柱关节炎型

此型以累及骶髂关节和脊柱为主。银屑病关节炎出现骶髂关节炎者占30%左右，有40%累及脊柱，出现韧带骨赘，银屑病关节炎出现韧带骨赘的特点与强直性脊柱炎的区别在于不对称性。因此不形成竹节样变。

3.对称性多关节炎型

此型占15%左右,受累关节多且对称,与类风湿关节炎难以区别。两者鉴别要点在于银屑病关节炎多累及远端指间关节,而类风湿关节炎多累及近端指间关节,若远端近端指间关节同时受累,既有银屑病又有类风湿因子或抗环瓜氨酸肽抗体阳性,则有可能银屑病关节炎和类风湿关节炎同时存在。

4.远端指间关节炎型

此型占5%~10%,主要累及远端指(趾)间关节,伴发指甲的银屑性病变。

5.残毁性关节炎型

此型约占5%,骨破坏最严重。指(趾)骨被破坏、溶解,远端指(趾)关节呈"杯中铅笔"征象,导致指(趾)骨缩短畸形,形成"望远镜"征。此型除关节强直外,还伴有严重的全身病变,如体质量下降、发热、广泛的皮肤病变和骶髂关节炎等。

(二)皮肤病变

银屑病关节炎的皮肤损害有典型的鳞屑型皮疹,大小不一,直径由数毫米至数厘米不等,轻刮皮疹有出血(薄膜现象),严重的可见剥脱和红皮病型银屑病。多数患者关节炎的严重程度与皮肤病变相关,少数患者皮损部位隐匿于头皮、会阴、臀部,需仔细询问病史及查体才能发现。

(三)指甲病变

80%的银屑病关节炎患者有指甲病变,表现为指甲有顶针样凹陷、甲下角化过度、增厚、变色(棕黄色或白色)、横嵴或指甲脱离。

(四)其他

30%的患者有眼部受累,如结膜炎、虹膜炎、巩膜炎等。其他少见的表现有肝损害、上肺纤维化、主动脉瓣关闭不全、淀粉样变性等。

三、实验室检查

银屑病是常见的多基因易感、受环境影响的免疫介导的慢性炎症性疾病,以皮肤、甲和关节受累为主要表现,20%~30%的患者伴有银屑病关节炎。实验室检查的目的是为了疾病的诊断和治疗,包括一些合并疾病的监测。银屑病本身缺乏特异性的生物学标志物及相关实验室检查,多数患者通过病史和皮肤科医师对皮肤损害的目视检查、详细的体格检查可以明确诊断。少数不典型银屑病样的损害可以通过皮肤镜、组织病理等排除相关鉴别诊断。某些基因靶位、细胞

因子在银屑病的分型、活动性方面有一定参考价值，在临床或者研究工作中也逐步受到重视。另外，银屑病临床分型、病情程度不同，治疗方法多样，必要的实验室检查可以用来确保银屑病治疗的安全性，一些口服和生物制剂系统治疗要排除孕妇、免疫功能低下或合并其他严重内脏疾病患者。银屑病常合并代谢综合征、心血管疾病、炎症性肠病等，通过常规实验室检查来监测这些合并症对提高银屑病患者的生活质量也至关重要。

（一）组织病理学

银屑病的组织病理虽然不具有特异性改变，但有助于和脂溢性皮炎、玫瑰糠疹、湿疹、药疹、毛发红糠疹等银屑病样的红斑、鳞屑疾病相鉴别，银屑病相对特征性的角层中性粒细胞集聚形成 Munro 微脓疡、棘层水肿及 Kogoj 海绵状脓疱、皮突呈棒状延长、真皮乳头血管迂曲、扩张等可用于和其他疾病对比分析，但应注意不同分期、分型的银屑病组织病理改变有一定差异。另一方面组织病理在一定程度上能够反映银屑病皮损活动性。

（二）银屑病病情活动相关的实验室指标

银屑病的基本实验室检查如血常规、红细胞沉降率、C-反应蛋白（CRP）、肝肾功能等通常均应该检测，特别对于红皮病型和脓疱型银屑病，多数患者病情加重时往往伴有发热、纳差等全身症状，血常规提示白细胞总数、中性粒细胞比例升高，但患者大多不存在感染证据。伴有关节症状时红细胞沉降率、CRP 可明显升高。少数患者病情不稳定，往往红皮病型、脓疱型、关节病型混合存在，病期长者消耗严重，伴有贫血、低蛋白血症和电解质紊乱。

银屑病是一种 T 细胞介导的免疫相关皮肤病，研究者尝试寻找一些实验室证据和生物学标记评价表皮增殖分化异常、真皮炎症浸润和免疫细胞活化情况。如基质金属蛋白酶-9（MMP-9）能够降解细胞外基质，异常表达将影响角质形成细胞、成纤维细胞等增殖与分化；另外，在外周血单个核细胞表面活化标记方面，急性期银屑病患者 CD25、CD54 阳性表达的淋巴细胞百分比或绝对值均升高；血管内皮细胞生长因子（VEGF）及其受体（VEGFR1）可促进银屑病皮损中毛细血管增生，二者在银屑病的水平升高反映了疾病活动性，可能与银屑病的慢性病程有关。干扰素、TNF-α、IL-17、IL-6、IL-18 炎症标志物能够活化中性粒细胞与血管内皮细胞，释放炎症介质，在银屑病皮损区介导炎症，参与银屑病的病情活动。

还有一些细胞因子及其受体可作为银屑病的生物学标记，表达水平变化和银屑病活动性或者药物疗效相关。如血清可溶性 CD27、IL-2 受体、IL-12、

ICAM-1 等水平与患者的 PASI 评分有相关性；有些标记在生物制剂治疗后发生了变化，如表达于血管内皮细胞的黏附分子可溶性 E 选择素（E-selectin）在依那西普治疗后上升；患者血清 IL-22 水平在阿达木单抗、英夫利西单抗治疗后明显下降。目前多数与银屑病病情相关的实验室指标尚未得到公认，来自不同种族、不同研究的结果存在一定差异，也可能与研究者收集的银屑病类型、样本数量、病情严重程度、病程测定方法等因素有关。

（三）用于银屑病治疗监测的实验室检查

目前有许多方法可供选择用于治疗银屑病，包括外用药治疗、光疗、口服药物和生物制剂。大多数银屑病患者为轻中度，可选用类固醇皮质激素、维生素 D 类似物、钙调磷酸酶抑制剂、角质松解剂和焦油等外用药物；中度至重度患者还可用光疗、口服制剂或生物制剂等系统治疗。通常局部疗法不需要任何基线或治疗期间的实验室监测，如果患者经常大面积外用强效类固醇激素，后者大量吸收可引起患者出现激素的不良反应，如疲劳、肌无力、抑郁、高血压、高血糖等。考虑激素不良反应前需要排除下丘脑-垂体-肾上腺异常表现，可采用促肾上腺皮质激素刺激试验，检查患者血浆皮质醇和尿游离皮质醇水平。光疗进行前通常需要基线筛选排除特定患者，比如补骨脂素联合紫外线（PUVA）、UVB 治疗禁忌用于合并红斑狼疮患者，开始治疗前应检测患者有无抗核抗体、抗 dsDNA、抗 ssDNA、抗 Ro/La 抗体等。

1.常用口服药物应用前筛选及治疗监测

银屑病常用口服药物有甲氨蝶呤、环孢素和阿维 A 胶囊，在国内雷公藤制剂也比较常用。甲氨蝶呤在国内外应用最多，患者最担心的药物毒性问题包括骨髓抑制、肝毒性和肺纤维化等。根据 2009 年美国皮肤病学会的银屑病治疗指南，在治疗前需要进行基线实验室检验，包括全血细胞计数、肌酐、肝功能试验、纯化蛋白衍生物（PPD）皮肤试验和 HIV 检测。有生育能力的女性还需进行妊娠测试，肝酶升高的患者应进行乙肝和丙肝筛查。2012 年中国银屑病基金会指南认为，肝毒性危险因素包括糖尿病史、肥胖、肝功能异常、过量饮酒和遗传性肝病家族史等，若患者拟口服甲氨蝶呤但无上述危险因素，则基线时不需要肝活检。患者治疗过程中前 6 个月应每月监测肝功，随后每 1～3 个月检测一次。如果肝功能试验（LFT）肝酶升高但不足正常上限的 2 倍，需要在 2～4 周内复查随访。升高 2 倍以上但不到 3 倍上限，临床医师应密切检测，2～4 周重复一次，然后根据需要减少剂量。如果肝酶持续升高或者累计甲氨蝶呤剂量达 3.5～4.0 g 时应考虑肝活检。接受甲氨蝶呤治疗的患者最初几个月每隔 2～4 周进行血常规检

测，然后每1～3个月复查。尿素氮、肌酐每2～3个月检测一次。国内皮肤科银屑病指南中对应用甲氨蝶呤的患者检测严格程度高于类风湿关节炎，因为银屑病患者的肝损伤多于类风湿关节炎患者。

环孢素是另一种用于银屑病治疗的口服药物，2009年美国皮肤病学会银屑病治疗指南指出，开始治疗前的基线检查包括肾功能测量，分别于不同条件下检测尿素和肌酐3次，另外需要进行尿常规、全血细胞计数、镁、钾等电解质、尿酸、血脂、肝功能与妊娠试验。治疗期间患者应隔周测量一次肌酐、尿素氮。每月进行全血细胞计数、尿酸、钾、镁、血脂、肝酶和血清胆红素检测；3个月后两周一次的尿素氮和肌酐监测频率可改为每月一次。对于服用剂量＞3 mg/(kg・d)的患者应长期进行环孢素A的血药浓度检测，定期进行妊娠试验检测。

维A酸衍生物阿维A胶囊也是最常用的口服制剂之一，由于其致畸效应及体内的代谢周期较长，美国FDA要求育龄期妇女服用阿维A需严格避孕至停药后3年；另外基线实验室检测还包括血脂、肝肾功能检测。开始治疗后患者需要隔周进行血脂和肝酶检测，8周后相对稳定检测频率可以减少至6～12周一次。雷公藤多苷、雷公藤浸膏片在国内应用也比较多，由于该药对消化系统、泌尿系统和造血功能的可能影响，治疗前及治疗期间应该完善血常规、肝肾功检测。

2.常用生物制剂治疗前筛选及治疗监测

美国FDA已批准6种生物制剂治疗银屑病，包括依那西普、阿达木单抗、英夫利昔单抗、乌司奴单抗、苏金单抗和Siliq。2008年全国银屑病基金会共识声明拟接受生物制剂治疗的银屑病患者应进行适当的实验室检测。在银屑病治疗基线期进行实验室检测，有助于筛选出不能应用生物疗法的禁忌证。如肺结核患者用生物制剂治疗后有再次活化结核菌而复发的报告，因此对接受任何生物制剂治疗的患者在基线期需进行结核病检测，每年进行PPD随访一次。基线期还包括进行血常规、肝功能的检测。阿达木单抗、依那西普和英夫利昔单抗治疗时可考虑每2～6个月进行血常规检测，肝功能应定期3～6个月检查一次。肿瘤坏死因子抑制剂可以引起乙型肝炎的再发或恶化，如果患者出现肝病的症状或体征，应及时监测处理。

由于生物制剂在丙型肝炎患者中的应用资料较少，少数研究认为生物制剂可以在丙肝患者安全使用，但通常建议如果对合并丙肝病毒感染患者进行长期生物制剂治疗，应经常检查转氨酶和丙型肝炎病毒RNA水平检测。有少数应用生物制剂的患者血清抗核抗体检测阳性，但目前生物制剂的临床试验方案还没有建议对入组患者进行筛查或监测患者抗核抗体。如前所述,银屑病患者常合并代谢综合征、糖尿病、高血压或动脉粥样硬化性心脏病,因此对超过 21 岁的银屑病患者治疗时需进行上述合并症的检查。中老年人存在糖尿病危险因素,对 45 岁以上的患者每 3 年检测 1 次空腹血糖。

(四)银屑病相关遗传学实验室检查

通常银屑病实验室监测更注重和临床相关的指标,但在近年开展的临床研究中常包括遗传学检测。尽管目前没有发现独特的银屑病基因,但研究结果显示存在大量银屑病相关基因的差异表达,全基因组关联研究发现多个银屑病易感相关位点,部分位点参与免疫系统的调节,如易感位点 *PSORPS*1 位于染色体 6p21,是银屑病的主要遗传决定子。其他与银屑病相关的 *MHC* 基因中,*HLA-CW*6 和点滴型银屑病强相关;*IL-36RN* 突变和泛发性脓疱型银屑病(GPP)相关,而 *CARD*14 基因的功能突变与伴有寻常型银屑病既往史的 GPP 相关;*HLA-B*17 和更严重的表型相关。另外,在一些生物制剂治疗前可以对患者完成相关基因多态性检测,预测患者敏感性或治疗的效果。

四、诊断

有银屑病又有关节炎即可诊断本病。Moll 和 Wright 的银屑病分类标准即:①至少有一个关节炎并持续 3 个月以上;②至少有银屑病皮损和/或一个指(趾)甲上有 20 个以上顶针样凹陷的小坑或指甲剥离;③血清 IgM 型 RF 阴性(滴度<1∶80)。此外,以下特征常提示银屑病关节炎:银屑病家族史;银屑病病史;远端指关节侵蚀性关节炎;屈肌腱鞘炎和腊肠指(趾);单侧骶髂关节炎;非对称跳跃性的韧带骨赘和椎旁骨赘。

五、鉴别诊断

银屑病关节炎应与下列疾病相鉴别。

(一)类风湿关节炎

类风湿关节炎与银屑病关节炎都可累及指(趾)小关节,出现侵蚀性病变。两者鉴别要点见表 5-1。

(二)强直性脊柱炎

强直性脊柱炎与银屑病关节炎都可累及骶髂关节和脊柱关节,但强直性脊柱炎多见于青年男性,有明显的炎性下腰痛症状,骶髂关节炎多为双侧,累及脊柱关节形成韧带骨化,有对称性,形成“竹节样变”。而银屑病关节炎多为单侧骶

髂关节炎和不对称的跳跃性椎体骨赘。

表 5-1　类风湿关节炎与银屑病关节炎鉴别要点

鉴别要点	类风湿关节炎	银屑病关节炎
受累小关节	指(趾)近端关节	指(趾)远端关节
对称性	有	无
银屑病和指甲病变	无	有
脊柱和骶髂关节受累	少见	多见
X 线表现	近端指关节、掌指、腕关节受侵蚀	杯中铅笔征象
RF、抗 CCP 抗体	阳性	阴性

(三)骨关节炎

骨关节炎和银屑病关节炎都可侵犯远端指(趾)关节，早期 X 线都有增生样改变。而骨关节炎多见于老年人，伴有膝关节受累。X 线表现为骨质增生、关节间隙变窄而无骨质侵蚀，无银屑病。

(四)痛风性关节炎

痛风性关节炎与银屑病关节炎都可累及足趾关节，且银屑病患者也可能出现血尿酸升高，此时两者需进行鉴别。痛风性关节炎呈发作性，与饮食有关，且常累及第一跖趾关节，无银屑病皮肤及指甲病变。

六、治疗

(一)治疗原则

1.个体化治疗

银屑病关节炎是一种异质性疾病，其临床表现涉及许多方面，不同患者临床表现之间的差异性决定治疗方案应该个体化。在为每个患者制订治疗方案时，应结合具体患者的整体情况，评估每个治疗方案的有效性和潜在风险。银屑病关节炎评估组(GRAPPA)最近更新了银屑病关节炎的治疗推荐意见，尤其强调了以下 7 个方面：外周关节炎、皮肤表现、指甲表现、肌腱端炎、指(趾)炎、中轴关节受累及相关的合并症，并针对每个方面分别给出了具体治疗推荐。

2.多学科协作治疗

对于大部分患者来说，皮肤科医师和风湿科医师协作治疗银屑病关节炎的有益之处已被多个国际治疗推荐意见所认可，包括欧洲抗风湿病联盟(EULAR)指南和 GRAPPA 治疗推荐意见。当为患者制订对其皮肤和关节都有治疗作用的方案时，皮肤科医师和风湿科医师互相之间需要积极的交流。如果风湿科医师和皮肤科医师能够建立联合门诊，患者能够通过一个预约接受两科专家的共同评估，这一方式便于两科的医师同时讨论检查结果和疾病治疗方案，优化治疗选择，通过最少的药物更加有效地治疗疾病的多种临床表现。文献报道，这种联合门诊具有很高的患者满意度。

3.早期干预

近年来，多个队列研究的观察性数据都发现PsA患者的诊断被延迟，进而导致治疗被延迟。瑞典的一个研究表明，患者在明确诊断为银屑病关节炎之前的关节炎症状持续时间越短，患者的预后越好。在Bath队列研究中，Tillett等(2013)发现诊断延迟超过12个月，是患者在第10年发生关节功能损伤的一个重要的预测因素。Haroon等(2015)报道确诊银屑病关节炎前关节症状持续超过6个月的患者更有可能出现侵蚀性外周关节炎、残毁性外周关节炎、关节畸形、功能损伤及骶髂关节炎，经药物治疗实现病情缓解的可能性也降低。这些资料从正反两方面均表明，早期治疗可以改善银屑病关节炎患者的远期预后。

4.“上台阶”治疗

在类风湿关节炎的治疗策略中，“上台阶”治疗和“下台阶”治疗间的差异很明显。在“上台阶”治疗中，最先开始尝试一种治疗药物如甲氨蝶呤，如果最初的单一药物治疗失败，再转为联合药物治疗。相反，在“下台阶”治疗中，一开始就采用联合治疗，如果患者达到治疗目标，后续可以逐渐地减少治疗药物种类。对于类风湿关节炎，以强化治疗开始的“下台阶”治疗策略已被证明是有益的，这种方法结合了标准的传统改善病情抗风湿药(DMARDs)及早期使用生物制剂。然而，对于银屑病关节炎，还没有开展过这类研究。早期采用联合治疗或采用激进的治疗策略，是否具有潜在好处需要经过随机对照研究的检验，潜在风险是否增加也需要被阐明。

由于早期联合治疗的效果是否存在优势及联合治疗的潜在风险有无增加，都缺乏循证医学证据支持，因此对大部分银屑病关节炎患者来说，“上台阶”治疗方案仍然是最佳选择。EULAR的银屑病关节炎治疗指南采用“上台阶”治疗方案，并得到了委员会专家的一致同意。根据是否存在不良预后指标，他们推荐初始使用1种DMARD治疗，随后序贯使用第2种DMARD单药治疗或联合治疗，或逐步升级到生物制剂治疗。对于有不良预后指标(多关节炎、关节功能损害、已出现关节结构损伤、曾经应用糖皮质激素)的患者，可以考虑早期升级治疗。然而没有循证医学证据表明治疗期间使用这些预后不良指标可提高疗效，

但是就目前的现状而言，辨别预后不良的患者，早期升级治疗方案，似乎是可采用的最佳方案。

5.达标治疗

在类风湿关节炎方面，因为有多个研究肯定了炎症和结构损伤之间的联系，研究人员提出了严格控制或达标治疗的概念。并且有多个研究证明，采用积极治疗方案尽早达到病情缓解或低疾病活动度（即治疗达标）的患者，远期的关节结构损害明显轻于治疗未达标的患者。

随着达标治疗在类风湿关节炎领域的成功，在该理念的指导下，银屑病关节炎的达标治疗也被重视。然而，在2013年前已发表的文献中没有任何一项研究比较了达标治疗和传统治疗方法的利弊。2015年发表了"银屑病关节炎的严格控制研究（TICOPA）"的结果，该开放对照研究把206名新发的银屑病关节炎患者（病程＜24个月）按照1∶1随机分配到严格控制组和标准治疗组。严格控制组的患者由风湿科医师每4周评估1次，初始治疗药物为甲氨蝶呤15 mg/7 d，渐增至25 mg/7 d，如果患者没有达到最低疾病活动度，就需要依次升级治疗，即甲氨蝶呤联合柳氮磺吡啶、甲氨蝶呤联合环孢素A或来氟米特、甲氨蝶呤联合TNF抑制剂。标准治疗组的患者由风湿科医师常规治疗，每12周评估一次。在48周时，严格控制组达到ACR20应答的比例明显高于对照组（OR值为1.91，$P=0.0392$）。严格控制组达到ACR50、ACR70和PASI75的患者比例均明显高于对照组（OR值分别为2.36、2.64、2.92）。两组的影像学进展没有差异，这可能与观察时间不够长有关。严格控制组的严重不良事件发生率（10%）也高于标准治疗组（6%）。

EULAR指南的最后一个关键点是，建议患者治疗应达标，这需要每3～6个月评估一次。治疗目标是达到疾病缓解或至少达到低疾病活动度，但是该指南并没有明确应该使用什么结局指标来进行评估，区分病情活动度的界值是多少。

令人遗憾的是，至今没有经过验证的银屑病关节炎缓解标准，银屑病关节炎的最低疾病活动度（MDA）标准也仅得到初步验证，且这个标准没有提供疾病活动度的评分，仅定义了低疾病活动状态。观察性队列研究和随机对照试验的数据，初步表明该标准能较好地反映治疗应答，且与影像学结局相关。

（二）NSAIDs

NSAIDs是银屑病关节炎治疗中最为常用的药物，但该类药物只有缓解症状的作用，并不能阻止疾病的进展。NSAIDs主要通过抑制环氧化酶（COX）活性而抑制前列腺素的合成发挥消炎止痛作用。还可抑制细胞膜相关的酶活性、细胞膜离子转运、花生四烯酸前体的摄取、胶原酶释放和中性粒细胞的功能。不同NSAIDs的血浆半衰期及每天给药次数不同。在滑膜腔内NSAIDs的浓度较血浆浓度变化慢，滑液半衰期明显长于血浆半衰期，这可以解释不同NSAIDs的实际所需给药频率可少于按血浆半衰期推算出来的给药频率。在DMARDs起效后，NSAIDs可减量或停用。

由于NSAIDs抑制了具有生理作用的前列腺素，而导致胃肠道损害、肾功能损害、抑制血小板聚集、抑制子宫收缩等不良反应，其中以胃肠道反应最常见，包括腹部不适、恶心、呕吐、腹泻、出血、溃疡、甚至穿孔。H_2受体拮抗剂不能预防NSAIDs相关的胃溃疡或出血，但可预防高危患者的十二指肠溃疡或出血。硫糖铝对预防NSAIDs诱发的溃疡几乎无效，但H_2受体拮抗剂和硫糖铝可以减轻NSAIDs相关的消化不良。选择性COX-2抑制剂的胃肠道损害风险有所减轻，但可能增加心血管事件的风险。

NSAIDs禁用于活动性消化道溃疡和/或出血或者既往曾复发溃疡和/或出血的患者、脑血管出血或其他活动性出血或出血性疾病、严重凝血障碍、重度心力衰竭、重度肾功能损害、肝功能损害患者。尼美舒利禁用于12岁以下儿童。

此外，有NSAIDs(如布洛芬、吲哚美辛、罗非昔布、保泰松、羟基保泰松、甲氯芬那酸)加重银屑病皮损的报道，但并未导致严重后果。

(三)改变病情抗风湿药物

1.甲氨蝶呤

甲氨蝶呤是现有的DMARDs中，应用最广泛的药物。甲氨蝶呤的口服生物利用度为70%，吸收后主要经肾脏排泄。甲氨蝶呤的耐受性优于其他DMARDs，可持续应用5～6年以上。其常见的不良反应有恶心、呕吐、口炎、腹泻、肝转氨酶增高，还可导致可逆性骨髓抑制、肺炎、脱发、畸胎。偶致肝纤维化、硬化(约0.1%)，用药期间需定期检查血常规和肝肾功能。在服用甲氨蝶呤的第2天服用小剂量的叶酸或甲酰四氢叶酸可减少其常见的不良反应而疗效不受影响。剂量与用法：10～25 mg，口服或肌注，每周1次。儿童剂量：10 mg/(m^2 · 7 d)。

美国FDA和欧洲一些国家均批准甲氨蝶呤可用于严重的、难治的银屑病，但FDA并未批准其用于银屑病关节炎。尽管缺少甲氨蝶呤治疗银屑病关节炎的可靠证据，但它常用作银屑病关节炎的一线药物，也常与生物制剂合用。

2.柳氮磺吡啶(SSZ或SASP)

口服SASP不易被吸收，大部分药物进入结肠被肠道细菌的偶氮还原酶裂

 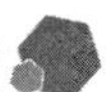

解，释放出5-氨基水杨酸和磺胺嘧啶，大部分5-氨基水杨酸以原形随粪便排出，而大部分磺胺嘧啶被吸收，经肝脏代谢后主要经尿排出。有研究表明，SASP本身似乎比磺胺嘧啶和5-氨基水杨酸更具有生物活性。确切的作用机制尚不清楚，可能通过抑制前列腺素E2合成酶、5-脂氧合酶途径，增加腺苷，发挥抗炎作用。能减轻疼痛及关节局部炎症，改善晨僵，降低红细胞沉降率和C-反应蛋白。

剂量与用法：第1周每天0.5～1.0 g分2次服，以后每周增加500 mg，直至2.0～3.0 g/d。维持剂量一般2.0 g/d，低于1.5 g/d疗效难以维持。儿童剂量：40～60 mg/(kg·d)。用药1～2个月即可起效，若连用6月仍无效，则应换药。虽然毒性较其他DMARDs稍小，但SASP不良反应仍较常见，约有1/4的患者因不良反应而停药，其中约2/3因胃肠道反应而停药。在治疗开始的2～3个月内，常见的不良反应有胃肠道和中枢神经系统症状，如恶心、呕吐、腹泻、抑郁、头痛等。停药后症状即可消失。SASP对造血系统的毒性虽然少见，但也可引起粒细胞总数减少、血小板计数减少、溶血再障等，故在开始治疗的前3个月应每2周监测1次血常规，以后每月复查血常规，如有异常，应立即停药。SASP还可致皮疹、肝损害，偶致药物性狼疮、男性不育。妊娠期和哺乳期妇女可慎用SASP。

3.来氟米特

在体内迅速转化为活性代谢物，通过抑制二氢乳清酸脱氢酶活性，抑制淋巴细胞的嘧啶从头合成，进而抑制DNA和RNA的合成和淋巴细胞增殖。对银屑病关节炎患者的皮肤和关节表现均有效。治疗银屑病关节炎的推荐剂量为20 mg/d，4周内起效，不良反应轻微，主要为腹泻、恶心、脱发和皮肤瘙痒，也可发生肝酶升高、白细胞减少、感染风险增高、血压升高、体质量减轻。

来氟米特对银屑病关节炎的外周关节炎和皮疹均有效，对指(趾)炎和指甲损害方面也可能有效，对银屑病关节炎的放射学损害进展尚缺乏研究。初步的观察性研究显示，联用甲氨蝶呤和来氟米特的疗效优于来氟米特单用。关于来氟米特的耐受性和安全性，一篇荟萃分析报道了来氟米特组因药物毒性而停药的发生率是安慰剂对照组的4倍。在一项欧洲研究中，13%的患者出现了药物不良反应，其中最常见的有：腹泻(占所有不良反应的16.3%)，脱发(9.2%)，高血压(8.2%)，皮肤瘙痒(5.1%)。

4.环孢素A(CsA)

CsA是强效免疫抑制剂，选择性作用于T淋巴细胞。主要不良反应有胃肠道反应、牙龈增生、肾功能损害、高血压等。

美国FDA批准CsA可用于难治性银屑病皮疹的治疗，尚未批准用于银屑病关节炎。已有多个临床研究表明CsA能快速改善银屑病皮疹，但只有2个RCT(171例)和3个观察性研究，表明CsA对银屑病关节炎有一定疗效，但对骨质破坏是否有抑制作用尚缺乏证据。关于CsA与甲氨蝶呤联用的研究，72名对甲氨蝶呤应答不佳的患者被随机分配在安慰剂组和联用CsA组，第48周时联合用药组患者的压痛和肿胀关节数、C反应蛋白、PASI及滑膜超声评分都显著改善，但只有PASI和滑膜超声评分较单用甲氨蝶呤组有显著性差异。

因CsA具有肾毒性和升高血压的作用，一般推荐短期应用(12个月内)。开始剂量为每天2.5～3.5 mg/kg，分1～2次口服。一般于4～8周生效，平均6个月达坪值。如用药4～8周仍无效，CsA的剂量可每隔1～2个月增加每天0.5～1.0 mg/kg，直至每天5 mg/kg。

5.雷公藤

雷公藤为卫矛科雷公藤属植物，能祛风除湿、舒经活络、消炎、杀虫、解毒。主要的活性成分为雷公藤甲素，现代药理试验证实其具有抗炎、抗免疫、抗肿瘤、抗生育、抗肾损害等作用。临床主要用雷公藤多苷片，一般成人用量为每天60～80 mg，分3～4次口服。多用于治疗脓疱型、红皮病型银屑病和银屑病关节炎，也可用于寻常型银屑病的急性进行期。常见不良反应有腹泻、皮疹、口炎、色素沉着、血白细胞和血小板降低等，减量或停药后一般可恢复。需要特别注意的是它对生殖系统的不良反应，女性月经不调及闭经、男性精子数量减少甚至不育，且停药后不一定能恢复。故对年轻患者(尤其女性)不宜常规使用。

(四)糖皮质激素

全身应用糖皮质激素治疗银屑病关节炎缺乏循证学证据，而且担心停用糖皮质激素后银屑病加重。虽然还没有针对银屑病关节炎患者进行关节内或肌腱端附着点炎或指(趾)炎局部注射糖皮质激素的随机对照试验，但专家意见指出，关节腔内注射糖皮质激素非常有效，特别是对于单关节炎、寡关节炎型患者在充分的系统治疗后仍有一个或几个关节炎症控制不佳者；或者累及局部肌腱端，如足底筋膜炎，选择性注射糖皮质激素可改善附着点炎、肌腱炎。

七、预后

50%左右的银屑病关节炎患者出现关节畸形，约20%有明显残疾。有以下情况者预后不良：发病年龄＜20岁、多关节起病、广泛皮损、阳性家族史、*HLA-DR*3或*DR*4阳性、存在肝功能异常或用药后出现肝功能异常者。

第六章　感染科常见病

第一节　流行性腮腺炎

流行性腮腺炎(简称腮腺炎)是由腮腺炎病毒引起的急性自限性呼吸道传染病。好发于儿童和青少年,临床以腮腺非化脓性肿胀疼痛为特征。病毒可侵犯神经系统及其他腺体组织,儿童可引起脑膜炎、脑膜脑炎,青春期后易引起睾丸炎、卵巢炎和胰腺炎等。

一、病原学

腮腺炎的病原体是腮腺炎病毒,属于副黏液病毒属的单股 RNA 病毒,状似球形,大小悬殊,直径为 85～300 nm。腮腺炎病毒的核壳蛋白为可溶性抗原(S 抗原),亦称补体结合性抗原,其相应 S 抗体在 1 周出现,似无保护性。病毒外层表面含有血凝素的神经氨酸酶(HN)糖蛋白,HN 蛋白具有病毒抗原(V 抗原),相应抗体出现晚,V 抗体属保护性抗体。该病毒抗原结构稳定,只有一个血清型,根据 S 抗原基因变异已经分离有 A～L 共 12 种基因型。

腮腺炎病毒对热及紫外线极其敏感,35 ℃下贮存的活病毒半衰期仅为数小时,加热至55～60 ℃时10～20 分钟即失去活力。暴露于紫外线下迅速死亡。对 1%甲酚皂、70%乙醇、0.2%甲醛也非常敏感。但耐寒,在 4 ℃时活力可保持 2 个月,在－70 ℃可存活数年。

二、流行病学

(一)传染源

人是腮腺炎病毒唯一的天然宿主,早期患者及隐性感染者均是本病的传染源,从腮腺肿大前 6 天至发病后 9 天都有传染性,但以发病前 1～2 天至发病后

5天的传染性最强。

(二)传播途径

病原体主要通过飞沫经呼吸道传播,也可通过接触病毒污染的物品而传播,易在幼儿和小学生中流行。妊娠早期还可经胎盘传至胚胎导致胎儿发育畸形。

(三)流行特征

发病率为21.88/10万,人群普遍易感,1～15岁儿童多见,占90%以上,尤其是5～9岁儿童。全年均有发病,但以2～5月较多见。腮腺炎病毒抗原稳定,尚未发现与免疫相关的明显变异。感染后可获得持久性免疫,甚至被认为是终身免疫,再次感染极罕见。

三、发病机制

腮腺炎病毒经上呼吸道或眼结膜侵入机体,在局部上皮细胞和淋巴结中繁殖后侵入血液循环形成第一次病毒血症并侵犯腺器官,在其中繁殖后再次入血形成第二次病毒血症并侵犯第一次病毒血症时未受累的腺器官,两次病毒血症几乎累及所有器官,致多脏器损伤并出现相应的症状。

腮腺炎病毒对神经系统有较高亲和性,儿童免疫系统发育尚未成熟,血-脑屏障功能差,病毒易侵犯中枢神经系统发生脑膜炎、脑膜脑炎等神经系统并发症。腮腺炎病毒对腺体组织也有较高亲和性,易并发睾丸炎、卵巢炎、胰腺炎等。本病毒易侵犯成熟睾丸,幼年患者很少发生睾丸炎。

腮腺炎的主要病理特征是非化脓性炎症改变,可见腺体充血、水肿,有渗出物,出血性病灶及白细胞浸润。腮腺导管壁细胞肿胀,导管周围及腺体壁有炎症细胞浸润,间质组织水肿造成腮腺导管的阻塞,其他器官受累时亦可见到炎细胞浸润和水肿。

四、临床表现

潜伏期8～30天,平均18天。大多数可无明显前驱期症状,少数有全身不适、肌肉酸痛、头痛、食欲缺乏、畏寒发热等。1～2天后出现腮腺肿痛,体温38～40℃不等,症状轻重个体差异较大,成人症状比儿童重。

腮腺肿大多从一侧开始,1～4天波及对侧,以耳垂为中心向前、向后、向下发展,状如梨形,少数病例肿胀巨大可达颈及锁骨上,边缘不清,胀痛明显,质坚韧有弹性,局部灼热而不红。因唾液腺管阻塞,摄入酸性食物时唾液分泌增加,而唾液的排出受阻碍,唾液潴留致使腮腺胀痛加剧。早期位于第二、三臼齿相对

颊黏膜的腮腺管口可见充血呈一红点，但挤压腮腺无脓性分泌物流出。病程1～3天肿胀达高峰，4～5天后渐消退。

在流行期间亦单独出现颌下腺、舌下腺炎、脑膜脑炎而无腮腺肿痛，被认为是流行性腮腺炎的特殊表现形式。

五、辅助检查

（一）血常规

白细胞计数一般正常，有并发症时白细胞计数可升高。

（二）血清和尿淀粉酶测定

发病早期90%患者血清和尿淀粉酶均升高，增高的程度往往与腮腺肿胀程度成正比，有助诊断。如血脂肪酶也增高，则提示胰腺受累。

（三）脑脊液检测

并发有脑膜炎、脑炎、脑膜脑炎者脑脊液蛋白升高，白细胞计数轻度升高，与其他病毒性脑炎改变相似。

（四）血清学检测

用特异性抗体或单克隆抗体检测腮腺炎病毒抗原可作早期诊断。特异性抗体则一般要在病程第2周后方可检出。ELISA检测血清中特异IgM抗体可做近期感染的诊断。用放射免疫法测定唾液中腮腺炎病毒的IgM抗体，敏感性及特异性也高，且标本来源容易，可替代血清抗体的检测。应用PCR技术检测腮腺炎病毒RNA，具有高度敏感性和特异性，可大大提高可疑患者的诊断率。

（五）病毒分离

早期从患者唾液、血、尿、脑脊液等标本均可分离出腮腺炎病毒，但操作较繁杂，尚不能在临床普遍开展。

（六）鉴别诊断

根据流行病学史，当地本病流行情况及病前患者接触史，有以耳垂为中心腮腺肿大伴发热的特征，一般不难诊断。不典型的散发病例，少数脑炎患者发病时腮腺不肿大或尚未肿大，有的病例仅出现颌下腺或舌下腺肿大而无腮腺肿大极易被误诊，需要血清学检查帮助诊断。

六、鉴别诊断

（一）化脓性腮腺炎

化脓性腮腺炎常为一侧腮腺肿大，局部红肿疼痛明显，后期有波动感，挤压时有脓液从腮腺管口流出，不伴有睾丸等腺体炎，外周血白细胞和中性粒细胞计数增高。

（二）其他原因所致腮腺肿大

慢性肝病、糖尿病、营养不良或某些药物如碘化物、保泰松等引起的腮腺肿大常为对称性，质地较软，无触痛感。

（三）局部淋巴结炎

下颌、耳前、耳后淋巴结炎，多伴有局部或口腔、咽部炎症，肿大淋巴结不以耳垂为中心，外周血白细胞及中性粒细胞增高。

（四）其他病毒性腮腺炎

已知甲型流感病毒、副流感病毒、A组柯萨奇病毒、单纯疱疹病毒、巨细胞病毒等亦可引起腮腺炎，需行血清学及病毒学检测方能鉴别。

七、治疗

（一）一般治疗

患者卧床休息，隔离至腮腺肿胀消退；注意口腔卫生，给流质或半流质饮食，避免进食酸性食物；合并胰腺炎者应禁食，行静脉营养。

（二）病原治疗

干扰素每天100万～300万U，肌内注射，疗程5～7天；或利巴韦林每天10～15 mg/kg静脉滴注，疗程5～7天。早期应用可减轻症状、减少并发症。

（三）对症治疗

高热时可物理或药物降温；头痛、腮腺肿痛明显可用镇痛剂；对中毒症状严重，尤其合并睾丸炎、脑膜脑炎、心肌炎者短期应用肾上腺皮质激素能减轻症状，缩短病程。通常给予地塞米松每天5～10 mg静脉滴注，连用3～5天；睾丸炎胀痛者局部冷敷或用棉花垫和丁字带托起以减轻疼痛。亦可加用己烯雌酚每次1 mg，每天3次口服，以促进炎症更快消失，减少睾丸萎缩等后遗症。合并脑炎、脑膜炎有颅内压增高者应及时脱水降低颅内压，预防脑病，减少病死率。

（四）中医中药

中医将腮腺炎分为风热型及痰毒型，给以疏风清热，解毒消肿，可内外兼治，以柴胡葛根汤、普济消毒饮加减，外用鲜仙人掌切片贴敷或青黛散外敷，可减轻局部胀痛。

八、预防

按呼吸道传染病隔离患者至腮腺消肿后5天。

国内外应用腮腺炎、麻疹、风疹三联减毒活疫苗皮下或皮内接种，亦可用气雾、喷鼻方法，其预防感染效果可达95%以上，减少发病率。但活疫苗对胎儿有影响，可能有致畸作用，孕妇忌用。

人免疫球蛋白、胎盘球蛋白对本病无预防作用。特异性免疫球蛋白可能有用，但来源困难，临床少用，效果尚难确定。

第二节 手足口病

手足口病(hand，foot and mouth disease，HFMD)是由肠道病毒引起的急性传染病，主要通过消化道、呼吸道和密切接触等途径传播，人群普遍易感，多见于学龄前儿童，尤以5岁以下儿童发病率最高。能引起手足口病的肠道病毒有许多种，其中以肠道病毒71型(enterovirus 71，EV71)和柯萨奇病毒A组16型(coxsackievirus，CVA16)感染最为重要和常见，近年以EV71为主要流行的病毒，引起并发症较多。一年四季均可发病，以夏、秋季节最多。临床表现以手、足、口腔等部位的斑丘疹、疱疹为特征，多数症状轻，病程自限，1周左右自愈；但部分EV71感染者可出现无菌性脑膜炎、神经性肺水肿、心肌炎、循环障碍等危重并发症，是死亡的主要原因。目前缺乏有效治疗药物，以对症治疗为主。本病传染性强，易引起暴发或流行，我国于2008年5月2日起，将之列为丙类传染病管理。

一、病原学

(一)EV71和CVA16的结构和功能

肠道病毒属的多种病毒可引起手足口病，其中EV71和柯萨奇病毒A组16型(CVA16)最重要和最常见，其他肠道病毒有柯萨奇病毒A组的CVA2、CVA4、CVA5、CVA6、CVA10、CVA12，柯萨奇病毒B组的CVB2～CVB5、CVB13等及埃克病毒(ECHO)某些血清型也可引起手足口病。

这些肠道病毒呈球形，二十面体立体颗粒，无包膜，直径为27～30 nm，其衣壳由 VP1、VP2、VP3 和 VP4 这 4 种蛋白组成。其基因组为单股正链 RNA，长为 7.4～7.5 kb，两端为保守的非编码区，中间为连续的开放读码区，编码一条多聚蛋白，被病毒蛋白酶(2A、3C)经过若干次水解成为 11 个功能蛋白。5′端与病毒蛋白 VPg 结合，参与病毒 RNA 的合成、蛋白翻译和装配；3′端带有 polyA 尾，与病毒的感染性有关。编码多聚蛋白的基因组结构顺序为：结构蛋白(由 P4-P3-P2-P1 基因编码)和非结构蛋白(由 2A-2B-2C-3A-3B-3C 基因编码)。P1～P4 构成核衣壳颗粒，其中 P1、P2 和 P3 蛋白位于衣壳颗粒的表面，而 P4 位于衣壳内面，这 4 种衣壳蛋白均含有抗原决定簇，可诱导机体产生中和抗体。P1 蛋白的抗原性可区分血清型，是病毒与受体结合的主要蛋白。但 EV71 易发生变异和重组，致世界各地流行的病毒株有型的差别，给疫苗研制带来挑战。

(二)EV71 的受体与病毒复制

肠道病毒侵入宿主细胞首先与特异性受体结合，在受体的参与下完成脱壳、内吞过程。目前研究已证实，EV71 的受体主要是清道夫受体 B 类成员 2(scavenger receptor class B member 2，SCARB2)和 P-选择素糖蛋白配体-1(P-selectin glycoprotein ligand-1，PSGL-1)。SCARB2 属 CD36 家族成员，在中枢神经系统的神经元细胞、心肌细胞、呼吸道上皮细胞、肠道黏膜细胞等多种细胞中表达，是溶酶体膜上最丰富的蛋白之一，参与膜转运和溶酶体的重组，在 EV71 的吸附、内吞和脱壳等感染和致病机制中起关键作用。此外，引起手足口病的其他肠道病毒如 CVA16、CVA14、CVA7 感染宿主也利用 SCARB2 受体感染宿主细胞。PSGL-1 即 CD166，主要在淋巴细胞上表达，介导 EV71 附着、进入及复制过程，特别是参与免疫细胞的早期炎性应答，与选择素的相互作用，在炎症反应中起关键作用。实验研究证明 EV71 的 P1 衣壳蛋白上的 145 位点是与 PSGL-1 结合的关键控制点。有的 EV71 株并不利用 PSGL-1 作为受体，提示 EV71 感染免疫细胞有病毒株特异性。

EV71 在宿主细胞内复制需经历与受体结合、脱壳和内吞、转录和翻译、装配、释放等环节。P1 与宿主细胞 SCARB2 受体结合，借助网格蛋白依赖的内吞作用途径进入细胞溶酶体内。EV71 进入细胞后脱壳作用需要 SCARB2 和酸性环境，因而此受体是病毒结合、内吞和病毒脱壳等早期感染阶段中必不可少的介质。

EV71 感染诱导机体的免疫应答，其中细胞免疫应答是清除病毒的主要途径。EV71 侵入中枢神经系统，可能是透过血-脑屏障或经轴突转运，同时必须逃避宿主的免疫系统的监视和清除作用。研究表明 EV71 可抑制宿主的抗病毒 I

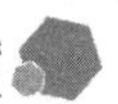

型干扰素的表达,尤其是病毒蛋白酶(C_3)可降解干扰素调节因子 7(interferon regulatory factor 7,IRF7),从而抑制宿主细胞抗病毒Ⅰ型干扰素应答,促进病毒在神经细胞中复制。

(三)抵抗力

手足口病病毒对外界环境的抵抗力较强,室温下可存活数天,污水和粪便中可存活数月。在 pH 3~9 的环境中稳定,不易被胃酸和胆汁灭活。对乙醚、脱氧胆酸盐、去污剂、弱酸等有抵抗力,能抵抗 70%乙醇和 5%甲酚皂溶液。对紫外线及干燥敏感,对各种氧化剂如高锰酸钾、过氧化氢溶液、漂白粉等也很敏感。病毒在 50 ℃可迅速灭活,在 4 ℃时可存活 1 年,-20 ℃可长期保存。

二、流行病学

(一)传染源

本病的传染源是患者和隐性感染者。患者为流行期间主要传染源,以发病后 1 周内传染性最强,其传染性可持续至症状和体征消失后数周。隐性感染者是散发期间主要传染源。

(二)传播途径

手足口病主要通过密切接触方式传播,病毒主要经口或呼吸道进入体内引起感染。急性期患者的口腔分泌物、皮肤疱疹液中亦含大量病毒,以及肠道均排出病毒,接触这些分泌物、排泄物或由其污染的手及生活用品而传播本病。托幼机构因密切接触可引起暴发流行,其中手被污染是最重要的传播媒介。目前尚未证明是否可经水和食品传播本病。

(三)易感人群

人群对引起手足口病的肠道病毒普遍易感,感染后可获得长期而牢固的特异性免疫。但肠道病毒种类和型别较多,病毒感染后诱导的特异性免疫缺乏交叉保护力,因此,机体可受到反复感染或多种肠道病毒混合感染。手足口病可发生于任何年龄组,但主要为 10 岁以下儿童,其中 3 岁以下儿童发病率最高。青少年和成人多为隐性感染,婴幼儿因缺少特异性免疫力而多为显性感染。EV71 隐性感染与显性感染之比约 100∶1。柯萨奇病毒感染普通型手足口病为多,而 EV71 感染引起病情危重者多,易引起中枢神经系统并发症或神经性肺水肿。

(四)流行特征

手足口病在全球范围流行,热带地区全年发病,散发和暴发均无明显季节性;温带和亚热带地区四季均可发病,但有显著的夏秋季高峰。发病以儿童为多,托幼机构可出现聚集性暴发流行。

既往柯萨奇病毒 A16 是手足口病流行的主要病原体。自 1969 年美国加州首先发现并分离 EV71,1973 年证实 EV71 也是引起手足口病的病原体,此后,在世界各地出现 CVA16 和 EV71 共同或交替流行,并确认 EV71 是引起婴幼儿手足口病及严重神经系统并发症的主要病原体。2000 年后,东南亚国家和地区手足口病流行的主要肠道病毒是 EV71,而且呈现每 2～3 年周期性流行的特点。我国自 1981 年首次报道手足口病以来,在许多地区小范围流行,以 CVA16 病毒为主要病原体。1996 年我国首次从手足口病患者体内分离出 EV71,曾引起局部地区流行。2008 年后 EV71 成为主要流行病毒株,并遍及全国所有省市自治区。我国 CDC 对全国手足口病疫情回顾性分析显示,从 2008 年 1 月至 2012 年 12 月,我国报道手足口病疑似病例 720 万,发病率为每年 1.2‰),发生心脏或神经系统并发症有 82 486 例,其中2 457 例死亡(病死率 3%),12～23 月龄儿童病死率最高。从手足口病患儿分离出 EV71、CVA16 及其他型肠道病毒,其中 EV71 感染在轻型病例中占 45%,危重病例中占 80%,而在死亡病例中占 93%。每年 6 月是我国北方地区的发病高峰,而南方地区分别在 5 月和 10 月有两次发病高峰。发病年龄以 5 岁以下儿童为主。EV71 感染、发病年龄小和居住在农村未能得到及时诊治是危重病例的危险因素。

三、发病机制与病理

(一)发病机制

病毒从咽部或肠道侵入,在局部黏膜或淋巴组织中繁殖并排出,此时可引起局部症状。继而病毒侵入局部淋巴结,并由此进入血液循环形成第一次病毒血症。此时,可出现轻度不适或无症状。病毒经血液循环侵入网状内皮组织、深层淋巴结、肝、脾、骨髓等处大量增殖并再次进入血液循环,引起第二次病毒血症。病毒随血流进入全身各靶器官进一步增殖引起组织器官病变。在皮肤黏膜增殖引起疱疹或溃疡,在中枢神经系统引起无菌性脑膜炎,在心脏引起心肌炎等。

EV71 具有高度的嗜神经性,侵入中枢神经系统后常导致大脑、中脑、小脑及脑干损伤,引起无菌性脑膜炎、脑脊髓膜炎、急性弛缓性瘫痪(acute flaccid paralysis,AFP)及感染后神经系统综合征。其中脑干脑炎引起的临床症状较重,以肌阵挛、共济失调、眼球震颤、动眼神经麻痹和延髓性麻痹,伴有或无影像学改变为特征。根据病程进展可分为 3 个阶段:无并发症期、自主神经系统紊乱期和

肺水肿期。自主神经紊乱以冷汗、皮肤发花、心悸、呼吸急促、高血压为特征。肺水肿期以呼吸窘迫伴心动过速、呼吸急促、水泡音、泡沫样痰，胸部影像显示双侧肺部渗出无心脏扩大等表现为特征。研究证实 EV71 感染导致的自主神经紊乱和肺水肿主要是脑干的血管舒缩功能及呼吸中枢受损所致，而肺组织中无 EV71 感染的证据。中枢神经系统感染引起交感神经亢进，大量儿茶酚胺释放和自主神经功能障碍。肺水肿是由脑干损伤或由细胞因子释放致全身炎症反应综合征而引起肺部血管通透性增强所致。研究显示前炎性因子（IL-6、TNF-α、IL-β）与肺水肿有关，血浆 IL-10、IL-13 和 IFN-γ 水平明显升高。PSGL-1 即 CD162，是 EV71 的受体，在淋巴细胞表达。EV71 与淋巴细胞的 PSGL-1 受体结合可激活多个炎性因子或免疫应答信号途径，诱导树突状细胞、淋巴细胞等释放炎性因子及神经毒性介质的表达，促进 EV71 复制，导致神经细胞损伤。EV71 亦可诱导受染神经细胞凋亡，而病毒蛋白 C_3 蛋白酶可水解宿主蛋白，损伤宿主 mRNA，参与神经细胞凋亡机制。

（二）病理

手、足部皮肤斑丘疹和口腔疱疹或溃疡为手足口病的特征性病变。口腔病变始为 2～8 mm 的红色斑丘疹，进展为短暂的疱疹，继而形成带有红色晕轮的黄灰色溃疡，最后溃疡愈合。皮肤斑丘疹以 2～3 mm 的红色斑疹或丘疹为特征，中心有一个灰色小疱。皮疹呈椭圆形，与皮纹纵轴相平行，皮疹消失前结硬皮，不留瘢痕。组织病理学显示皮肤棘细胞间及细胞内水肿，细胞肿胀，体积增大，胞质苍白呈气球样变，逐渐发展至细胞膜破碎，形成网状变性即表皮内水疱，逐渐发展形成表皮下水疱，内有中性粒细胞和嗜酸性粒细胞。水疱周围上皮有细胞间和细胞内水肿，水疱下真皮有多种白细胞的混合型浸润。电镜下可见上皮细胞内有嗜酸性包涵体。

脑膜脑炎、心肌炎和肺水肿是手足口病的严重并发症。少数危重患者有脑组织水肿或脑疝形成。组织学以中枢神经系统炎症为主，其中以脑干脑炎及脊髓灰质炎症最明显，神经元变性、坏死或消失，中性粒细胞浸润，脑及脊髓内小血管内皮细胞变性、坏死、血栓形成，血管周围可见单核细胞呈套袖样浸润。脑膜脑炎表现为淋巴细胞性软脑膜炎，脑灰质和白质血管周围淋巴细胞和浆细胞浸润、局灶性出血和局灶性神经细胞坏死及胶质反应性增生。心脏受累表现为心肌肥大，局灶性心肌细胞坏死，偶见间质淋巴细胞和浆细胞浸润，无病毒包涵体。肺部受累表现为多灶性出血性水肿和局部透明膜形成，可见肺细胞脱落和增生及片状肺不张，一般无明显炎性细胞浸润及弥漫性肺泡损伤，无病毒包涵体。

四、临床表现

手足口病潜伏期多为2～10天,平均3～5天。

(一)轻症病例

急性起病,以手、足和臀部皮肤出现疱疹和口腔散在溃疡为特征。多有咽部或口痛,影响进食,婴儿可表现拒食。口腔黏膜出现散在粟粒样疱疹,或灰黄色溃疡,周围有炎性红晕。多见于舌面、硬腭、颊黏膜或口唇。手、足、臀部皮疹为斑丘疹或疱疹,无疼痛感或瘙痒感。斑丘疹多在5天左右由红变暗,逐渐消退;疱疹呈圆形凸起,大小不等,内有浑浊液体,5～10天内结成硬皮逐渐消失,不留瘢痕。部分仅表现为皮疹或疱疹性咽峡炎,病程自限,多在1周内痊愈,预后良好。

(二)重症病例

起病后病情进展迅速,在发病1～5天左右出现脑膜炎、脑炎、脑脊髓炎、神经性肺水肿、循环障碍等,病情危重,病死率高,存活病例可留有后遗症。

1.神经系统表现

出现在皮疹后2～4天,表现为精神差、嗜睡、易惊、头痛、呕吐、谵妄甚至昏迷。或出现肢体抖动,肌阵挛、眼球震颤、共济失调、眼球运动障碍等脑干脑炎表现。肢体无力或急性弛缓性麻痹、惊厥,可有脑膜刺激征,腱反射减弱或消失,病理征阳性。有颅内高压或脑疝则表现为剧烈头痛、脉搏缓慢、血压升高、前囟隆起、呼吸节律不规则或停止,球结膜水肿、瞳孔大小不等、对光反应迟钝或消失。

2.呼吸系统表现

呼吸浅促或节律改变、呼吸困难,口唇发绀,咳嗽,咳白色、粉红色或血性泡沫样痰,肺部可闻及湿啰音或痰鸣音。

3.循环系统表现

面色苍白、皮肤花纹、四肢发凉,指(趾)发绀,出冷汗,毛细血管再充盈时间延长。心率增快或减慢,脉搏浅快或减弱甚至消失,血压升高或下降。

五、实验室及辅助检查

(一)血常规

轻症病例一般无明显改变,或白细胞计数正常或轻度升高。病情危重者白细胞计数明显升高($>15\times10^9/L$)或显著降低($<2\times10^9/L$),恢复期逐渐下降至正常。

(二)血生化检查

部分病例可有轻度丙氨酸氨基转移酶(ALT)、天门冬氨酸氨基转移酶(AST)、肌酸激酶同工酶(CK-MB)升高,升高程度与疾病严重程度成正比,与预后密切相关。病情危重者可有肌钙蛋白(cTnI)、血糖升高。C反应蛋白(CRP)一般不升高。乳酸水平升高。并发多脏器功能损害者可出现血氨、血肌酐、尿素氮等升高。

(三)血气分析

出现肺水肿时,动脉血氧分压降低、血氧饱和度下降,二氧化碳分压升高,酸中毒。

(四)脑脊液检查

中枢神经系统受累时,脑脊液外观清亮,压力增高,白细胞计数增多,多以单核细胞为主,蛋白正常或轻度增多,糖和氯化物正常。

(五)病原学检查

1.病毒分离培养

用组织培养方法分离肠道病毒是目前病原学诊断的金标准,取咽拭子、气道分泌物、疱疹液、脑脊液、粪便等标本行病毒分离培养,其中以粪便标本阳性率最高,但需要细胞培养设备和技术。EV71感染细胞谱广,非洲绿猴肾细胞(Vero细胞)、人结肠癌细胞(Caco-2)、人肺腺癌细胞(A594)、人横纹肌瘤细胞、Hela细胞、人神经母细胞瘤细胞等细胞系均可用于培养分离并鉴定其细胞毒性。

2.分子诊断技术

用PCR技术检测肠道病毒特异性核酸序列并可鉴定其基因型或亚型,是目前常用的诊断方法之一。用RT-PCR技术检测肠道病毒VP1基因序列,可以定性或定量鉴定肠道病毒种类、血清型或亚型,亦可利用多重PCR技术在一次反应体系中同时检测多种肠道病毒。PCR技术具有快速、灵敏、特异性好的优点。

(六)血清学检查

1.中和抗体检测

用型特异性方法检测血清、脑脊液中肠道病毒的中和抗体是最常用的方法,可鉴定是何种病毒血清型,尤其是急性期和恢复期血清,间隔约2周,CVA16、EV71等肠道病毒中和抗体有4倍以上的升高,具有诊断意义。此方法也可用于流行病学调查。

2.酶联免疫吸附试验(ELISA)

用ELISA检测血清中肠道病毒的IgM,在感染1周后即可检出,持续数周,具有早期诊断的意义。

(七)影像学检查

在疾病早期X线检查通常无异常,在中晚期出现双肺大片浸润影及胸腔积液,进一步发展为双侧对称性非心源性肺水肿。并发神经源性肺水肿时CT表现为弥漫而无规律的斑片状、团絮状或片状密度增高影。发生中枢神经系统症状时磁共振成像(MRI)可有异常改变,以脑干、脊髓灰质损害为主。

(八)其他检查

脑电图可表现为弥漫性慢波,少数可出现棘(尖)慢波。心电图无特异性改变。少数病例可见窦性心动过速或过缓,QT间期延长,ST-T改变。

六、并发症及后遗症

最常见的并发症是脱水,吞咽疼痛致摄水困难是主要原因。少见而严重的并发症包括中枢神经系统、心脏和肺脏病变,主要见于EV71感染。脑脊髓膜炎轻微且多数能够自愈,脑脊髓炎比较严重且可造成后遗症。急性弛缓性软瘫发生率为2%～10%,治疗后多可逆转,严重者治愈后留有肢体无力。病毒性心包炎和/或心肌炎常见,大多数预后良好,重型心肌炎可导致死亡。重型肺炎和肺水肿可导致呼吸衰竭而死亡。中国台湾对有中枢神经系统并发症和心肺衰竭救治存活者的随访显示,75%在3年后仍发育迟缓,肢体无力和萎缩等后遗症发生率较高。

七、诊断与鉴别诊断

(一)诊断

根据幼儿手、足、臀部皮疹及口腔疱疹或溃疡等临床表现应考虑本病,病原学检查发现EV71、CVA16及其他柯萨奇病毒或埃可病毒可确诊,流行病学资料有助于诊断和鉴别。

1.临床诊断病例

(1)在流行季节发病,常见于学龄前儿童,婴幼儿多见。

(2)手、足、臀部和口腔典型皮疹,伴有或无发热。皮疹不典型时临床诊断困难,需结合病原学或血清学检查做出判断。

2.确诊病例

临床诊断病例具有下列之一者即可确诊：①肠道病毒（EV71、CVA16等）特异性核酸检测阳性；②分离出肠道病毒并鉴定为EV71、CVA16或其他肠道病毒；③急性期与恢复期血清肠道病毒特异性中和抗体滴度4倍以上升高。

3.临床分类

根据临床表现可分为以下几种。

(1)普通病例：手、足、口、臀部皮疹，伴或无发热。

(2)重症病例。①重型：出现神经系统受累表现，如精神差、嗜睡、易惊、谵妄；头痛、呕吐；肌阵挛、眼球震颤、共济失调、眼球运动障碍；无力或急性弛缓性麻痹；惊厥，脑膜刺激征，腱反射减弱或消失。②危重型：出现下列情况之一者。频繁抽搐、昏迷、脑疝；呼吸困难、发绀、血性泡沫痰、肺部啰音等；休克等循环功能不全表现。

(二)鉴别诊断

1.其他儿童发疹性疾病

手足口病普通病例需要与丘疹性荨麻疹、水痘、不典型麻疹、幼儿急疹、带状疱疹及风疹等鉴别。可根据流行病学特点、皮疹形态、部位、出疹时间、有无淋巴结肿大及伴随症状等进行鉴别，以皮疹形态及部位最为重要。最终依据病原学和血清学检测进行鉴别。

2.其他病毒所致脑炎或脑膜炎

由其他病毒引起的脑炎或脑膜炎如HSV、CMV、EBV及呼吸道病毒等需要鉴别，临床表现与手足口病并发中枢神经系统损害的重症病例表现相似，对皮疹不典型者，应根据流行病学史尽快留取标本进行肠道病毒、尤其是EV71的病毒学检查，结合病原学或血清学检查做出诊断。

3.脊髓灰质炎

重症手足口病并发急性弛缓性瘫痪时需与脊髓灰质炎鉴别。后者主要表现为双峰热，病程第2周退热前或退热过程中出现弛缓性瘫痪，病情多在热退后到达顶点，无皮疹。

4.肺炎

重症手足口病可发生神经源性肺水肿，应与肺炎鉴别。肺炎主要表现为发热、咳嗽、呼吸急促等呼吸道症状，一般无皮疹，无粉红色或血性泡沫痰；胸片加重或减轻均呈逐渐演变，可见肺实变病灶、肺不张及胸腔积液等。

5.暴发性心肌炎

以循环障碍为主要表现的手足口病重症病例需与暴发性心肌炎鉴别。暴发性心肌炎无皮疹，有严重心律失常、心源性休克、阿斯综合征发作表现。心肌酶谱多有明显升高，胸片或心脏彩超示心脏扩大，心功能异常恢复较慢。最终须依据病原学和血清学检测进行鉴别。

八、预后

手足口病普通型病程自限，预后良好。合并发生有中枢神经系统和/或心肺衰竭并发症的重型和危重型患儿预后较差。柯萨奇病毒感染引起的手足口病多为普通型，EV71 病毒感染引起的手足口病重型和危重型病例发生率较高。危重型脑炎、心肺功能衰竭、肺出血是主要死亡原因。

九、治疗

目前尚无特效药物治疗方法，以对症、支持治疗为主。按丙类传染病要求进行报告。

(一)普通病例

1.隔离消毒

注意隔离 2 周，避免交叉感染。轻症患儿可居家隔离，直至症状消退和皮疹结痂。症状较重或有重症倾向者应住院治疗。患儿玩具、餐具及用过的物品和排泄物应彻底消毒。

2.对症治疗

适当休息，清淡饮食，做好口腔和皮肤护理。有发热、消化道或呼吸道症状时采用中西医结合治疗。

(二)重症病例

1.神经系统受累治疗

(1)控制降低或颅内高压：限制入量，积极给予甘露醇降颅内压治疗，每次 0.5～1.0 g/kg，每 4～8 小时一次，20～30 分钟快速静脉注射，根据病情调整给药间隔时间及剂量。必要时加用呋塞米。

(2)酌情应用糖皮质激素治疗：甲泼尼龙 1～2 mg/(kg·d)；或氢化可的松3～5 mg/(kg·d)；或地塞米松 0.2～0.5 mg/(kg·d)。病情稳定后，尽早减量或停用。个别病例进展快、病情凶险可考虑加大剂量，如在 2～3 天内给予甲泼尼龙 10～20 mg/(kg·d)(单次最大剂量不超过 1 g)或地塞米松 0.5～1.0 mg/(kg·d)。

(3)酌情应用静脉注射免疫球蛋白总量 2 g/kg,分 2～5 天给予。

(4)其他对症治疗:降温、镇静、止惊。

(5)严密观察病情变化,密切监护。

2.呼吸、循环衰竭治疗

(1)保持呼吸道通畅,吸氧。

(2)确保两条静脉通道通畅,监测呼吸、心率、血压和血氧饱和度。

(3)呼吸功能障碍时,及时气管插管使用正压机械通气。

(4)在维持血压稳定的情况下,限制液体入量(可根据中心静脉压、心功能、有创动脉压监测调整液量)。

(5)头肩抬高 15°～30°,保持中立位;留置胃管、导尿管。

(6)药物应用:根据血压、循环的变化酌情用血管活性药物和利尿剂。

(7)保护重要脏器功能,维持内环境的稳定。

(8)监测血糖变化,严重高血糖时可应用胰岛素。

(9)抑制胃酸分泌,可应用胃黏膜保护剂及抑酸剂等。

(10)继发感染时给予抗生素治疗。

3.恢复期治疗

(1)促进各脏器功能恢复。

(2)功能康复治疗。

(3)中西医结合治疗。

十、预防

(一)控制传染源

加强监测,做好疫情报告。及时发现患者,并积极采取隔离预防措施,防止疾病蔓延扩散。流行期间托幼机构和学校做好晨间体检,发现疑似患者,及时隔离治疗。医院加强预诊,设立专门诊室,严防交叉感染。

(二)切断传播途径

做好环境卫生、食品卫生和个人卫生。强调饭前便后洗手,预防病从口入。流行期间不去拥挤公共场所,减少被感染机会。被污染的日用品及食具等应消毒,粪便及分泌物用 3%含氯石灰(漂白粉)液浸泡,衣物置阳光下暴晒,室内保持通风换气。

(三)提高免疫力

注意婴幼儿的营养、休息,防止过度疲劳降低机体抵抗力。目前尚无可用的疫苗，但近期我国3个科研机构已研制出EV71病毒基因C_4型灭活病毒疫苗，Ⅲ期临床试验显示其保护性高达90%以上。

第三节　水痘和带状疱疹

水痘-带状疱疹病毒(varicella-zoster virus，VZV)感染可引起临床上两种表现不同的疾病：水痘和带状疱疹。初次感染VZV表现为水痘，是小儿常见的急性呼吸道传染病，患儿皮肤黏膜分批出现斑疹、丘疹、疱疹及结痂，全身症状轻微。水痘痊愈后，VZV可潜伏在感觉神经节内，中老年期激活后引起带状疱疹，其特征是沿身体单侧感觉神经分布的相应皮肤节段出现成簇的斑疹和疱疹，常伴较严重的疼痛。

一、病原学

VZV为DNA病毒，属疱疹病毒科α疱疹病毒亚科。病毒呈球形，直径180～200 nm。核心为线形双链DNA(125 kb)，由162个壳粒组成的立体对称20面体核衣壳包裹，外层为针状脂蛋白囊膜。

VZV为单一血清型。病毒基因组由长片段(L)和短片段(S)组成，编码多种结构和非结构蛋白。人是已知的该病毒唯一自然宿主，病毒只能在人胚成纤维细胞和上皮细胞中增殖，并产生局灶性细胞病变，其特征性改变为核内嗜酸性包涵体及多核巨细胞形成。VZV在体外抵抗力弱，不耐酸和热，室温下60分钟、pH＜6.2或＞7.8条件下即可灭活，对乙醚敏感。但在疱疹液中－65 ℃可长期存活。

二、流行病学

水痘多呈散发性，冬春季节可有小流行，5～9岁儿童占发病总数的50%。带状疱疹多见于成人，90%病例为50岁以上或有慢性疾病及免疫缺陷者。

(一)传染源

患者是唯一传染源。病毒存在于患者疱疹液、血液及鼻咽分泌物中，出疹前48小时至疱疹完全结痂均有传染性。水痘传染性极强，带状疱疹患者传染性相对较小。

（二）传播途径

主要通过空气飞沫传播，直接接触水痘疱疹液或其污染的用具也可传播。处于潜伏期的供血者可通过输血传播，孕妇分娩前6天患水痘可感染胎儿。

（三）易感人群

人类对VZV普遍易感，VZV-IgG抗体阳性率在3～7岁儿童近50%、40～50岁为100%。水痘主要在儿童，20岁以后发病者<2%。病后免疫力持久，一般不再发生水痘，但体内高效价抗体不能清除潜伏的病毒或阻止VZV激活，故患水痘后仍可发生带状疱疹。随着年龄增长，带状疱疹发病率也随之增长。免疫低下或缺陷者，如肿瘤化疗患者、艾滋病患者带状疱疹发生率为35%～50%。

三、发病机制与病理

（一）发病机制

病毒经上呼吸道、口腔、结膜侵入人体，病毒颗粒在扁桃体或其他局部淋巴组织的T细胞中复制。被感染的T细胞随后将病毒转运至皮肤组织、内脏器官及神经系统，形成病毒血症，引起皮肤及全身组织器官病变。发病后2～5天特异性抗体出现，病毒血症消失，症状随之好转。水痘的皮肤病变为棘细胞层细胞水肿变性，细胞液化后形成单房性水疱，内含大量病毒，随后由于疱疹内炎症细胞和组织残片增多，疱内液体变浊，病毒数量减少，最后结痂，下层表皮细胞再生。因病变表浅，愈合后不留瘢痕。病灶周边和基底部血管扩张，单核细胞及多核巨细胞浸润形成红晕，浸润的多核巨细胞核内有嗜酸性病毒包涵体。由于特异性抗体存在，受染细胞表面靶抗原消失，逃避致敏T细胞免疫识别，病毒可隐伏于脊髓后根神经节或脑神经的感觉神经节内，在机体受到某些刺激，如发热、疲劳、创伤等，或免疫力降低情况下，潜伏状态的病毒被激活而复制，病毒沿感觉神经向远端传播至所支配的皮区增殖引起带状疱疹。

（二）病理

机体免疫缺陷者发生播散性水痘时，病理检查发现食管、肺、肝、心、肠、胰、肾上腺和肾脏有局灶性坏死和细胞核内含嗜酸性包涵体的多核巨细胞。并发脑炎者有脑水肿、点状出血、脑血管有淋巴细胞套状浸润，神经细胞有变性坏死。并发肺炎者，肺部呈广泛间质性炎症，散在灶性坏死实变区，肺泡可出血及纤维蛋白性渗出物，并可见含包涵体的多核巨细胞。

四、临床表现

(一)典型水痘

潜伏期为10～21天,多为14～17天。前驱期可无症状或仅有轻微症状,也可有低或中等度发热及头痛、全身不适、乏力、食欲缺乏、咽痛、咳嗽等,发热第1～2天即迅速出疹。水痘皮疹具特征性,其特点可概括为:向心分布,分批出现,斑丘疱(疹)痂“四代”同堂。初为红斑疹,数小时后变为深红色丘疹,再经数小时发展为疱疹。位置表浅,形似露珠水滴,椭圆形,3～5 mm大小,壁薄易破,周围有红晕。疱液初透明,数小时后变为混浊,若继发化脓性感染则成脓疱,水痘皮疹有瘙痒感,常使患者烦躁不安。1～2天后疱疹从中心开始干枯结痂,周围皮肤红晕消失,再经数天痂皮脱落,一般不留瘢痕,若继发感染则脱痂时间延长,甚至可能留有瘢痕。皮疹呈向心分布,先出现于躯干和四肢近端,躯干皮疹最多,次为头面部,四肢远端较少,手掌、足底更少。部分患者鼻、咽、口腔、结膜和外阴等处黏膜可发疹,黏膜疹易破,形成溃疡,常有疼痛。水痘皮疹分批出现,每批历时1～6天,皮疹数目为数个至数百个不等,皮疹数目愈多,则全身症状亦愈重。一般水痘皮疹经过斑疹、丘疹、疱疹、结痂各阶段,但最后一批皮疹可在斑丘疹期停止发展而隐退,发疹2～3天后,同一部位常可见斑、丘、疱疹和结痂同时存在。

水痘为自限性疾病,10天左右自愈,儿童患者全身症状及皮疹均较轻,成人及婴儿病情较重,皮疹多而密集,病程可长达数周,易并发水痘肺炎。免疫功能低下者易形成播散性水痘,病情重,高热及全身中毒症状重,皮疹多而密集,易融合成大疱型或呈出血性,继发感染者呈坏疽型,若多脏器受病毒侵犯,病死率极高。妊娠早期感染水痘可能引起胎儿畸形,孕期水痘较非妊娠妇女重,若发生水痘后数天分娩亦可发生新生儿水痘。此外,重症水痘可发生水痘肺炎、水痘脑炎、水痘肝炎、间质性心肌炎及肾炎等。

(二)带状疱疹

发疹前2～5天局部皮肤常有瘙痒、感觉过敏、针刺感或灼痛,触摸皮肤时疼痛尤为明显,局部淋巴结可有肿痛,部分患者有低热和全身不适。皮疹先为红斑,数小时发展为丘疹、水疱,数个或更多成集簇状,数簇连接成片,水疱成批发生,簇间皮肤正常。带状疱疹沿周围神经相应皮区分布,多限于身体一侧,皮损很少超过躯干中线,5～8天后水疱内容浑浊或部分破溃、糜烂、渗液,最后干燥结痂。第二周痂皮脱落,遗留渐进性淡红色斑或色素沉着,一般不留瘢痕,病程

为2～4周。

带状疱疹可发生于任何感觉神经分布区，但以脊神经胸段最常见。三叉神经第一支亦常受侵犯，可能会发生眼带状疱疹，常累及角膜及虹膜睫状体，若发生角膜瘢痕，可导致失明。当累及三叉神经其他支或面神经时，可出现口腔内小囊泡等不典型表现。偶可侵入第Ⅴ、Ⅷ、Ⅸ和Ⅹ对脑神经而出现面瘫、听力丧失、眩晕、咽部皮疹或咽喉麻痹等。外耳道疱疹、味觉丧失及面瘫三联症称为亨特氏综合征。黏膜带状疱疹可侵犯眼、口腔、阴道和膀胱黏膜。免疫缺陷时，病毒可侵袭脊髓而出现肢体瘫痪、膀胱功能障碍、排泄困难，偶可引起脑炎和脑脉管炎。皮损轻重随个体而异，有的仅在某一感觉区内出现疼痛而不发疹；有的只有斑疹而无疱疹；有的局部疱疹融合而形成大疱，或出血性疱疹；有的出现水疱基底组织坏死，形成紫黑结痂；50岁以上患者15%～75%可见带状疱疹后神经痛，持续1年以上。大量研究表明，急性期皮疹越严重或皮疹愈合的时间越长，越有可能发生带状疱疹后神经痛。皮疹的受累面积越大，发生带状疱疹后神经痛的风险越大。重者可发生播散性带状疱疹，局部皮疹后1～2周全身出现水痘样皮疹，伴高热、毒血症明显，甚至病毒播散至全身脏器，发生带状疱疹肺炎和脑膜脑炎，病死率高，此类患者多有免疫功能缺陷或免疫抑制。

五、实验室及辅助检查

(一)血常规

大多正常，偶见白细胞计数轻度增高。

(二)病原学检查

1.疱疹刮片

刮取新鲜疱疹基底组织涂片，瑞氏染色见多核巨细胞，苏木素伊红染色可常见细胞核内包涵体。

2.病毒分离

将疱疹液直接接种入人胚成纤维细胞，分离出病毒再作鉴定，仅用于非典型病例。

3.病毒DNA检测

用PCR检测患者呼吸道上皮细胞和外周血白细胞中VZV-DNA，比病毒分离简便。

(三)免疫学检测

补体结合抗体高滴度或双份血清抗体滴度升高4倍以上可确诊为近期感

染。患者出疹后1～4天即可检出补体结合抗体，2～6周达到高峰，6～12个月后逐渐下降。血清学抗体检查有可能发生与单纯疱疹病毒抗体的交叉反应。取疱疹基底刮片或疱疹液，病毒膜抗原荧光抗体检查简捷有效。

六、并发症

(一)VZV脑炎

65%发生在出疹后的第3～8天，发生率为1‰～2‰。临床表现为发热，剧烈头痛及呕吐，颈部抵抗，脑膜刺激征阳性，深反射亢进等急性脑膜脑炎表现。部分患者渐进性加重，出现兴奋、昏睡、共济失调、惊厥等，根据神经受损部位不同而出现相应表现。部分可出现吉兰-巴雷综合征和瑞氏综合征。脑脊液常规检查淋巴细胞及蛋白质含量升高，糖和氯化物正常。脑炎程度与水痘轻重似无相关性。多数患者7～10天体温恢复正常，1～2月神经功能障碍逐渐恢复。10%患者有神经系统后遗症，病死率约为5%。

(二)进行性播散性水痘

进行性播散性水痘又称重型水痘。见于免疫抑制或缺陷者。表现为高热、全身皮疹多而密集，出疹期长，疱疹可融合成大疱或呈出血性疹，常为离心分布，四肢多，出疹1周后仍可持续高热，约1/3病例出现多脏器损害，如水痘性肺炎、肝炎、脑炎等。病死率为7%。

(三)水痘肺炎

水痘肺炎是水痘最严重的并发症。发生率约为4%，多见于成年人(占20%)。表现为咳嗽、呼吸困难和发热，常出现发绀、咯血、胸痛。胸部X线片示两肺点片状阴影，主要分布于支气管周围，也可出现胸腔积液和肺门淋巴结肿大。随着皮疹的恢复，肺炎减轻，但肺功能恢复需数周时间。

七、诊断与鉴别诊断

水痘与带状疱疹依临床表现，尤其皮疹形态、分布，典型病例不难诊断，非典型病例需靠实验室检测做出病原学诊断。

水痘需与丘疹样荨麻疹鉴别，后者多见于婴幼儿，系皮肤过敏性疾病，皮疹多见于四肢，可分批出现为红色丘疹，顶端有小水痘，壁较坚实，痒感显著，周围无红晕，不结痂。带状疱疹出疹前应注意与胸膜炎、胆囊炎、肋软骨炎、流行性肌痛等鉴别。

八、预后

水痘只要不继发严重的细菌感染，其预后良好，不会留下瘢痕。但免疫功能低下，继发严重细菌感染的水痘患者，新生儿水痘或播散性水痘肺炎、水痘脑炎等严重病例，病死率可高达5%～25%。水痘脑炎幸存者还可能会留下精神异常、智力迟钝、癫痫发作等后遗症。

皮肤带状疱疹呈自限性，预后一般良好，一般可获得终身免疫，仅偶有复发，不过，若疱疹病损发生于某些特殊部位（如角膜），则可能导致严重的后果。

九、治疗

一般治疗和对症治疗为主，可加用抗病毒药，注意防治并发症。

（一）一般治疗与对症治疗

水痘急性期应卧床休息，注意水分和营养补充，避免因抓伤而继发细菌感染。皮肤瘙痒可用含0.25%冰片的炉甘石洗剂或5%碳酸氢钠溶液局部涂擦，疱疹破裂可涂甲紫或抗生素软膏防继发感染。维生素 B_{12} 500～1 000 mg肌内注射，每天一次，连用3天可促进皮疹干燥结痂。全身紫外线照射治疗，有止痒、防继发感染，加速疱疹干涸、结痂、脱落的效果。发现水痘播散应重视综合措施，积极支持治疗甚为重要。

带状疱疹局部治疗可用5%碘去氧脲嘧啶溶液溶于50%二甲基亚砜制成的溶液外涂，或阿昔洛韦溶液外敷，每天数次，同时可适当用镇静剂（如地西泮等）、镇痛剂（如阿米替林）止痛，且阿司匹林因与瑞氏综合征相关，应尽量避免应用。高频电疗法对消炎止痛、缓解症状、缩短病程疗效较佳。氦-氖激光照射与皮疹相关脊髓后根、神经节或疼痛区，有显著镇痛作用。

（二）抗病毒治疗

年龄＞50岁的带状疱疹患者，有免疫缺陷或应用免疫抑制剂的水痘和带状疱疹患者，侵犯三叉神经第一支有可能播散至眼的带状疱疹，以及新生儿水痘或播散性水痘肺炎、脑炎等严重患者应及早（发病24小时内）使用抗病毒药。首选阿昔洛韦每次200 mg（带状疱疹800 mg），每天5次口服或10～12.5 mg/kg静脉滴注，每8小时一次，疗程7天。免疫抑制患者需静脉给药。其他核苷类似物如泛昔洛韦、伐昔洛韦作用与阿昔洛韦相同，且半衰期长，不良反应少。伐昔洛韦是阿昔洛韦的前体药物，只能口服给药，生物利用度是阿昔洛韦的3～5倍，并且药代动力学比阿昔洛韦更好，给药方法简单：300 mg，每天2次，连用7天。泛昔洛韦是喷昔洛韦前体,也是口服给药,250 mg 每天 3 次,疗程 7 天。现已证实口服泛昔洛韦、伐昔洛韦治疗皮肤带状疱疹比阿昔洛韦更为便捷,用药次数少,能明显减少带状疱疹急性疼痛的持续时间。但阿昔洛韦因其价格优势,仍是目前带状疱疹抗病毒治疗的一线首选用药,特别是对于经济落后的国家地区。病情极严重者,早期加用 α-干扰素100 万单位,皮下注射,能较快抑制皮疹发展,加速病情恢复。对于阿昔洛韦耐药者,可给膦甲酸钠120～200 mg/(kg·d),分三次静脉注射。抗病毒治疗有助于减少带状疱疹患者急性神经炎症的发生,加速皮损修复;对免疫缺陷患者及早使用抗病毒药物可防治病毒扩散。但抗病毒治疗能否减少皮肤带状疱疹后神经痛的发生率及缩短神经痛时间,目前尚无定论。

(三)防治并发症

皮肤继发感染时可加用抗菌药物,因脑炎出现脑水肿颅内高压者应脱水治疗。糖皮质激素对水痘病程有不利影响,可导致病毒播散,一般不宜应用。但病程后期水痘已结痂,若并发重症肺炎或脑炎,中毒症状重,病情危重者可酌情使用。关于糖皮质激素治疗带状疱疹后神经痛仍有争议,一些研究表明抗病毒治疗联合糖皮质激素可提高患者生活质量,目前带状疱疹后神经痛治疗很困难,重在预防。除口服药物外,还可试用神经阻滞疗法。眼部带状疱疹,除应用抗病毒治疗外,亦可用阿昔洛韦眼药水滴眼,并用阿托品扩瞳,以防虹膜粘连。

十、预防

(一)管理传染源

一般水痘患者应在家隔离治疗至疱疹全部结痂或出疹后 7 天。带状疱疹患者不必隔离,但应避免与易感儿及孕妇接触。

(二)切断传播途径

应重视通风换气,避免与急性期患者接触。消毒患者呼吸道分泌物和污染用品。托儿机构宜用紫外线消毒或用非臭氧型空气净化机净化空气。

(三)保护易感者

(1)被动免疫:用水痘带状疱疹免疫球蛋白(VZIG)5 mL 肌内注射,最好在接触后 72 小时内使用。主要用于有细胞免疫缺陷者、免疫抑制剂治疗者、患有严重疾病者(如白血病、淋巴瘤及其他恶性肿瘤等)或易感染孕妇及体弱者,亦可用于控制、预防医院内水痘暴发流行。

(2)主动免疫:近年国外试用减毒活疫苗,对自然感染的预防效果为 68%～

100%，并可持续10年以上。对于12月龄以上易感人群都推荐使用，建议所有儿童12～15月时进行第一次接种，4～6岁追加第二次。未曾感染的成人也应接种，孕妇应避免使用。

第四节 猩红热

猩红热是由A组β型溶血性链球菌引起的急性呼吸道传染病。临床主要特征为发热、咽部红肿、疼痛、皮肤出现弥漫性红色皮疹和疹退后脱屑等。少数患者恢复期可出现变态反应引起的肾炎，风湿热等非化脓性并发症。

一、病原学

A组链球菌呈β型溶血反应，有70多个血清型，β型溶血性链球菌致病力强。A组溶血性链球菌占人类链球菌感染的90%。该组菌的抗原分为3种：①核蛋白(P抗原)，各型都有，无特异性。②多糖抗原(C抗原)，是细胞壁成分，有"组"特异性。③表面蛋白质抗原，位于细胞壁外层，具有型特异性。其中又分为耐热的M抗原(毒力抗原)和不耐热的T抗原。M抗原有抵抗机体白细胞吞噬的作用，与细菌的致病性密切相关。T蛋白抗原的分布与M蛋白的分布没有直接联系，某一M型的不同菌株可以有相同或者不同的T抗原。近30年来全世界较为流行的是M1T1血清型的菌株，该类菌株的基因组上整合了能编码链道酶(Sdal)和外毒素(SpeA)等毒力因子的噬菌体基因。

A组链球菌生长繁殖中，可产生多种毒素和酶类，都与致病力有关。红疹毒素能致发热和猩红热皮疹，可抑制粒细胞吞噬功能，影响T细胞功能及触发内毒素引起出血性坏死；链激酶(溶纤维蛋白酶)，可溶解血块或阻止血浆凝固；透明质酸酶扩散因子，能溶解组织中的透明质酸，对细菌在组织中的扩散具有一定的意义；溶血素分O和S两种，可溶解红细胞，杀伤白细胞和血小板，溶血素有抗原性，感染后可产生抗体。

链球菌为球形或卵圆形，直径为0.5～1 μm，革兰染色阳性，常成对或成链排列。该菌对热及干燥的抵抗力较弱，加热至56 ℃ 30分钟及一般消毒剂均可将其杀死。但在痰及脓液中可生存数周。若冷冻干燥保存，致病力可保存数月，数年之久。

二、流行病学

(一)传染源

本病的传染源为患者和带菌者。人群的带菌率与季节、流行强度及与患者接触的程度等有关。A组β型溶血性链球菌引起咽喉炎,因排菌量大且不被隔离,是重要的传染源。咽炎的潜伏期为2～5天。一般在使用适当的抗生素治疗后的24小时内,儿童患者已经没有传染性。这个临床观察结果对儿童返回到幼儿园或学校环境具有重要的指导意义。链球菌携带者(如慢性无症状的咽部或者鼻咽部带菌者)通常没有传染的风险,因为这种情况下,他们一般携带少量的低毒力菌株。

(二)传播途径

主要经空气飞沫传播。偶尔可经被污染的玩具、生活用具、饮料及食物而传播。亦可经破损皮肤或产道而传播,被称为“外科型猩红热”或“产科型猩红热”。也有因肛门、阴道等途径带菌而引起暴发流行的相关报道。

(三)人群易感性

人群普遍易感。儿童为主要易感人群。感染后可获得较持久的抗菌和抗红疹毒素免疫力。抗菌免疫力主要为抗M蛋白抗体,故具有型特异性,型间多无交叉免疫,再感染A组链球菌可不发疹,但仍可引起咽喉炎。抗红疹毒素抗体可抵抗同种红疹毒素的侵袭,目前已知有A、B、C 3种不同的红疹毒素,故可见到2次或3次患猩红热者。

(四)流行特点

本病全年可发病,但冬春季较多,5～15岁为好发年龄。事实上,猩红热已被认为是威胁学龄儿童健康的一个危害,该病也有可能在托儿所的年幼孩子中引起暴发流行。但其导致的新生儿疾病是比较罕见的,部分原因可能是由于从胎盘获得的抗体起到的保护效果。我国20世纪20年代流行时多为严重病例,病死率为15%～20%,近年来明显下降,不过由于疫情的周期性特点,2011年又处于高发年份。近40年来,猩红热临床表现渐趋向轻型化,脓毒型和中毒型者明显减少。轻型化的原因可能与以下因素有关:①敏感抗生素的广泛应用,引起链球菌的变异;②病程早期应用抗生素致使链球菌很快被抑制或杀灭,病原得到早期控制;③机体抵抗力增强。

三、发病机制与病理

(一)发病机制

在感染过程中,A 群链球菌首先通过磷壁酸和菌毛黏附定植在皮肤或者咽喉的鳞状上皮细胞上,再通过凝集素-碳水化合物/蛋白质-蛋白质等亲和力较强的相互作用决定组织特异性,目前多个毒力相关因子已被证实参与该过程,如菌毛、M 蛋白、透明质酸和多种细胞外基质(ECM)黏附蛋白。在突破皮肤或者黏膜等第一道屏障后,往深层组织和全身性扩散的过程中,A 群链球菌利用已有的因子抵抗并逃避固有免疫系统的攻击:包括借助位于细胞壁上的白介素-8 蛋白酶(SpyCEP)降解 IL-8 或者其他 CXC 趋化因子;利用菌体表面的 C5a 肽酶(ScpA)特异水解趋化因子 C5a;分泌链球菌分泌性酯酶(SsE)水解血小板活化因子(PAF),PAF 受体被认为在A 群链球菌的感染过程中对中性粒细胞募集起重要作用。通过这些从而抑制中性粒细胞向感染部位募集并逃避中性粒细胞对 A 群链球菌的杀伤作用,这是 A 群链球菌在体内建立感染并减少其被宿主清除所必须具有的特性。此外,链球菌溶血素 S、链球菌溶血素 O 可直接损伤宿主上皮细胞、中性粒细胞和巨噬细胞。荚膜多糖透明质酸、M 蛋白、细胞外链道酶 D、链球菌补体抑制因子、lgG 内肽酶则有助于抵抗中性粒细胞的吞噬和杀伤。

(二)病理

主要病理变化为皮肤真皮层毛细血管充血、水肿,表皮有炎性渗出,毛囊周围皮肤水肿、上皮细胞增生及炎性细胞浸润,表现为丘疹样皮疹,恢复期表皮角化、坏死、大片脱落。少数可见中毒性心肌炎,肝、脾、淋巴结有充血等变化。主要产生 3 种病变。

1.感染化脓性病变

A 组 β 型链球菌侵入咽喉部或其他部位,M 蛋白抗原抵抗机体白细胞的吞噬,黏附于黏膜上皮细胞,侵入组织,致局部化脓性炎症反应,出现咽部及扁桃体充血、水肿、炎症细胞浸润及纤维蛋白渗出形成脓性分泌物。细菌亦可经淋巴直接侵犯附近组织而引起炎症或脓肿,如扁桃体周围脓肿、中耳炎、乳头炎、颈淋巴结炎、蜂窝织炎等。细菌如进入血流可引起败血症。

2.中毒性病变

病原菌所产生的红疹毒素及其他产物经咽部丰富的血管进入血流,引起发热、头痛、食欲缺乏、呕吐、中毒性休克等症状。可使皮肤充血、水肿,上皮细胞增生,白细胞浸润,以毛囊周围最为明显,形成典型的猩红热皮疹,黏膜亦可出现充血及出血点，称为“内疹”。肝、脾、淋巴结等间质血管周围单核细胞浸润，肝大、脾大，心肌可出现肿胀、变性甚至坏死，肾脏亦可出现间质炎症。

3.变态反应病变

仅发生于个别病例。少数患者在病程的2～3周可出现急性肾小球肾炎或风湿性全心炎，风湿性关节炎等表现。其发生可能与免疫复合物在组织间隙沉积有关。

四、临床表现

猩红热患者病情的轻重可因机体反应性的差异而有所不同，但大部分表现为轻症患者。典型患者起病急骤，主要有发热、咽痛和全身弥漫性红疹三大临床特征性表现。主要分为以下四期。

(一)普通型猩红热

1.潜伏期

最短1天，最长12天，一般为2～5天，此期细菌在鼻咽部繁殖。

2.前驱期

发热多为持续性，体温可达39 ℃左右，伴寒战、头痛、全身不适、食欲缺乏等中毒症状，发热的高低、热程长短与皮疹的多少密切相关，自然病程约1周。咽喉炎可与发热同时，表现有咽痛，吞咽时咽部疼痛加重，检查时可见咽部及扁桃体明显充血、水肿，扁桃体隐窝处可见点片状脓性分泌物，重者可形成大片状假膜，俗称“火焰咽”。软腭黏膜亦可见充血和出血性黏膜疹(内疹)。

3.出疹期

发热的第2天开始出疹，最先见于耳后、颈及上胸部，24小时内迅速蔓延至全身。典型皮疹是在弥漫性充血的皮肤上出现均匀的针尖大小的丘疹，压之褪色，伴有痒感。少数呈黄白色脓头不易破溃的皮疹，这称为“粟粒疹”，严重者呈出血性皮疹。在皮肤皱褶处，皮疹密集或因摩擦出血而呈紫红色线状，称为“线状疹”(帕氏线)。颜面部仅有充血而无皮疹。口鼻周围充血不明显，与面部充血相比而发白，称为“口周苍白圈”。皮疹多与毛囊一致，且碍手感，又称“鸡皮疹”。皮疹多于48小时达高峰。

病程早期与发疹的同时即可出现舌乳头肿胀，初期舌覆以白苔，肿胀的舌乳头凸出于白苔之外，此称为草莓舌，2～3天后白苔开始脱落，舌面光滑呈肉红色，舌乳头凸起，此称为杨梅舌，该表现可作为猩红热的辅助诊断。

4.恢复期

皮疹依出疹顺序于3～4天内消退。消退1周后开始脱皮，脱皮程度与皮疹

轻重一致，皮疹越多越密脱屑越明显。颜面及躯干常为糠屑状，手、足掌、指（趾）处由于角化层厚，片状脱屑常完整，呈手足套状。

（二）脓毒型猩红热

较罕见，一般见于营养不良，免疫功能低下及卫生习惯较差的儿童。发热达40 ℃以上，有头痛、咽痛、腹痛、呕吐等症状，咽部及扁桃体可有明显充血水肿，溃疡形成及大量脓性分泌物而形成大片假膜，引起邻近组织炎症反应，出现化脓性中耳炎、乳突炎、鼻窦炎、颈淋巴结炎等。如果治疗不及时可发展为败血症，出现弛张热，皮疹增多，出血，可出现带脓头的粟粒疹，引起败血症性休克。

（三）中毒型猩红热

本型患者毒血症状明显，体温达 40 ℃以上，头痛、恶心严重，可出现不同程度的意识障碍，病情进展迅速，可出现低血压、休克及中毒性心肌炎、中毒性肝炎等，该型近年少见。

（四）外科型或产科型猩红热

病原经伤口或产道侵入人体而致病。咽部常无炎症表现，皮疹首先出现在伤口或产道周围，然后蔓及全身，中毒症状大多较轻。

五、实验室及辅助检查

（一）血常规

白细胞总数升高，多为$(10\sim20)\times10^9$/L，中性粒细胞常在 80%以上，严重者白细胞中可出现中毒颗粒。

（二）尿常规

通常无明显异常。若发生肾脏变态反应并发症时，可出现尿蛋白，红、白细胞及管型。

（三）细菌学检查

咽拭子或其他病灶分泌物培养可有 β 型溶血性链球菌生长。亦可用免疫荧光作咽拭子病原菌的快速诊断。

六、并发症

病后可发生化脓或中毒性并发症，如化脓性中耳炎、乳突炎、鼻窦炎、淋巴结炎及非化脓性的关节炎、中毒性心肌炎、中毒性肝炎等，一般持续时间较短。病程 2～3 周，部分患者可出现风湿性关节炎、风湿性全心炎及肾小球肾炎等，但由于近年来早期应用抗生素病情得及时控制，故并发症少见。

七、诊断与鉴别诊断

(一)诊断依据

流行病学资料,当地是否有本病流行及有无接触史。临床表现骤起发热,咽峡炎,病程2天内出现典型的猩红热样皮疹,口周苍白圈,帕氏线,疹退后可见皮肤脱屑。实验室资料咽拭子或其他病灶分泌物,培养分离出A组溶血型链球菌,急性期血白细胞总数多在$(10\sim20)\times10^9/L$,中性粒细胞增多80%以上,均有助于诊断。

(二)鉴别诊断

猩红热患者咽喉部脓性分泌物成片时,应与白喉形成的假膜相鉴别。出疹后应与金黄色葡萄球菌感染、药疹及其他出疹性疾病如麻疹、风疹等相鉴别。

八、治疗

(一)一般治疗

急性期应卧床休息,呼吸道隔离。中毒症状严重者,可补液对症治疗。加强护理,保持皮肤与口腔卫生。

(二)病原治疗

早期病原治疗可缩短病程,减少并发症。药物首选青霉素,成人患者每次80万U,每次6~8小时,儿童每天$(2\sim4)\times10^4$ U/kg,分2~4次肌内或静脉注射,疗程为7~10天。中毒型或脓毒型患者剂量要加大。通常用药后80%患者于24小时左右热退。对青霉素过敏者可选用红霉素、螺旋霉素或头孢菌素类抗生素,疗程同青霉素。

(三)并发症的治疗

除加强抗生素治疗外,对风湿病、关节炎、肾小球肾炎等应给予相应治疗。

九、预防

应对患者隔离治疗6天,有化脓性并发症隔离至痊愈为止。对接触者医学观察7天。儿童机构内有本病流行时,对有咽峡炎或扁桃体炎者,应按猩红热治疗,对其工作人员,应暂时调离工作。该病流行期间应避免到人群密集的公共场所,接触患者应戴口罩。

参考文献

[1] 陈晓庆.临床内科诊治技术[M].长春:吉林科学技术出版社,2020.
[2] 李姗姗.临床内科疾病诊疗[M].北京:科学技术文献出版社,2019.
[3] 苗秋实.现代消化内科临床精要[M].北京:中国纺织出版社,2021.
[4] 刘镜,郎晓玲,于文超.实用临床内科诊疗学[M].北京:中国纺织出版社,2020.
[5] 刘巍,常娇娇,盛妍.实用临床内科及护理[M].汕头:汕头大学出版社,2019.
[6] 金琦.内科临床诊断与治疗要点[M].北京:中国纺织出版社,2021.
[7] 马洪波.临床内科疾病综合诊疗[M].长春:吉林科学技术出版社,2020.
[8] 范鹏涛,刘琪,刘亮.临床内科疾病诊断[M].长春:吉林科学技术出版社,2019.
[9] 王为光.现代内科疾病临床诊疗[M].北京:中国纺织出版社,2021.
[10] 刘江波,徐琦,王秀英.临床内科疾病诊疗与药物应用[M].汕头:汕头大学出版社,2021.
[11] 谭斌,肖智林,张凤田.临床内科诊疗[M].北京:科学技术文献出版社,2019.
[12] 高顺翠.临床内科常见疾病诊治[M].长春:吉林科学技术出版社,2020.
[13] 赵淑堂.临床内科常见病理论与诊断精要[M].哈尔滨:黑龙江科学技术出版社,2021.
[14] 许金芳.临床内科诊疗研究[M].长春:吉林科学技术出版社,2019.
[15] 王庆秀.内科临床诊疗及护理技术[M].天津:天津科学技术出版社,2020.
[16] 王勇,张晓光,马清艳.呼吸内科基础与临床[M].北京:科学技术文献出版社,2021.
[17] 裴书飞.临床内科疾病诊治[M].天津:天津科学技术出版社,2019.
[18] 玄进,边振,孙权.现代内科临床诊疗实践[M].北京:中国纺织出版社,2020.
[19] 徐晓霞.现代内科常见病诊疗方法与临床[M].北京:中国纺织出版社,2021.

[20] 矫丽丽.临床内科疾病综合诊疗[M].青岛:中国海洋大学出版社,2019.
[21] 陈慧敏.风湿免疫疾病诊断与治疗策略[M].长春:吉林科学技术出版社,2020.
[22] 戎靖枫,王岩,杨茂.临床心血管内科疾病诊断与治疗[M].北京:化学工业出版社,2021.
[23] 蒋尊忠.临床内科常见病诊疗[M].长春:吉林科学技术出版社,2019.
[24] 孙久银.临床大内科常见疾病诊治[M].沈阳:沈阳出版社,2020.
[25] 刘雪艳.内科常见疾病临床诊断与治疗[M].哈尔滨:黑龙江科学技术出版社,2021.
[26] 杨志宏.临床内科疾病诊断与治疗[M].长春:吉林科学技术出版社,2019.
[27] 吴玲.风湿免疫系统疾病诊断与治疗[M].南昌:江西科学技术出版社,2020.
[28] 黎红,李昆泉,庞敬涛.神经内科疾病临床诊疗学[M].天津:天津科学技术出版社,2020.
[29] 王鹏.实用临床内科诊疗实践[M].北京:科学技术文献出版社,2019.
[30] 黄佳滨.实用内科疾病诊治实践[M].北京:中国纺织出版社,2021.
[31] 方千峰.常见内科疾病临床诊治与进展[M].北京:中国纺织出版社,2020.
[32] 刘玉庆.临床内科与心血管疾病诊疗[M].北京:科学技术文献出版社,2019.
[33] 徐玮,张磊,孙丽君,等.现代内科疾病诊疗精要[M].青岛:中国海洋大学出版社,2021.
[34] 王桥霞.临床内科疾病诊疗[M].北京:科学技术文献出版社,2020.
[35] 金海燕,李华萍,普国全.实用临床内科治疗学[M].汕头:汕头大学出版社,2019.
[36] 宋青,毛汉丁,刘树元.中暑的定义与分级诊断[J].解放军医学杂志,2019,44(7):541-545.
[37] 张华,闻洁曦.重症肌无力诊治进展[J].中国神经免疫学和神经病学杂志,2020,27(1):6-8.
[38] 宋雨,吴龙,董念国.感染性心内膜炎外科治疗新进展[J].中国胸心血管外科临床杂志,2021,28(6):740-749.
[39] 沈思源,刘欢,刘元元.慢性糜烂性胃炎合并幽门螺杆菌感染的临床及病理学分析[J].中国老年学杂志,2019,39(7):1603-1605.
[40] 何岚,刘芳,黄国英,等.选择性冠状动脉造影在儿童川崎病合并严重冠状动脉病变中的应用[J].中华儿科杂志,2019,57(2):108-112.